TRAITÉ ICONOGRAPHIQUE

DE

L'ULCÉRATION

ET DES ULCÈRES

DU COL DE L'UTÉRUS

PAR

Armand DESPRÉS

Professeur agrégé à la Faculté de médecine de Paris,
Chirurgien de l'Hôpital de Lourcine,
Membre de la Société de chirurgie et de la Société anatomique

Avec 7 planches lithographiées et coloriées

PARIS

ADRIEN DELAHAYE, LIBRAIRE-ÉDITEUR

PLACE DE L'ÉCOLE DE MÉDECINE

1870

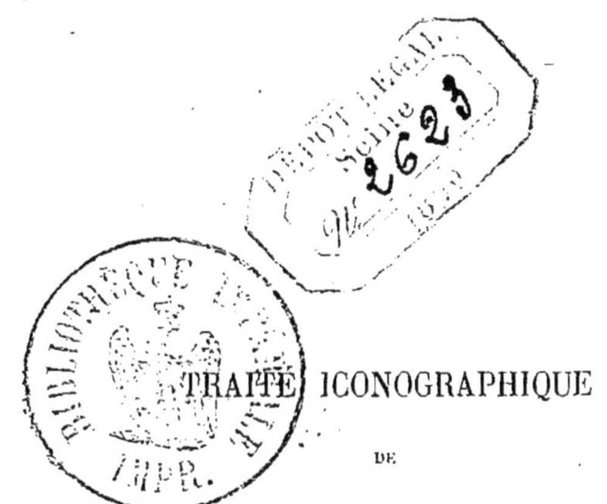

TRAITÉ ICONOGRAPHIQUE

DE

L'ULCÉRATION

ET DES ULCÈRES

DU COL DE L'UTÉRUS

OUVRAGES DU Dr DESPRÉS

Du diagnostic des tumeurs du testicule. Paris, 1861. (Épuisé.)

Traité de l'érysipèle. Paris, 1862. 3 fr. 50

De la hernie crurale. Paris, 1863. 3 fr.

Du mode de formation des caillots fibrineux. Paris, 1864.

Dictionnaire de thérapeutique médicale et chirurgicale (Bouchut et Després). Paris, 1866. 23 fr.

Des tumeurs des muscles. Paris, 1866. 3 fr. 50

Du chancre phagédénique du rectum. Paris, 1868.

Traité du diagnostic des tumeurs. Paris, 1868. 6 fr.

Du mode d'évolution de la syphilis. Paris, 1869.

CHEZ LE MÊME ÉDITEUR

Traité du diagnostic des maladies chirurgicales, par Foucher, avec Appendice et Traité des Tumeurs, par Després. 1 vol. in-8° de 1162 pages et 57 figures dans le texte, avec un joli cartonnage en toile. Paris, 1866 à 1869. 18 fr.

Paris. —Imprimerie de E. MARTINET, rue Mignon, 2.

TRAITÉ ICONOGRAPHIQUE

DE

L'ULCÉRATION

ET DES ULCÈRES

DU COL DE L'UTÉRUS

PAR

Armand DESPRÉS

Professeur agrégé à la Faculté de médecine de Paris,
Chirurgien de l'Hôpital de Lourcine,
Membre de la Société de chirurgie et de la Société anatomique.

Avec 7 planches lithographiées et coloriées

PARIS

ADRIEN DELAHAYE, LIBRAIRE-ÉDITEUR

PLACE DE L'ÉCOLE DE MÉDECINE

1870

AVANT-PROPOS

Les maladies du col de l'utérus, depuis que le spéculum a été mis en usage, ont été l'objet de nombreux travaux, les uns plus sérieux que les autres. Quelques habitudes, non justifiées, ont passé dans la pratique ; des interprétations diverses ont circulé sur des faits observés en passant, et chaque gynécologue s'est fait une religion à l'égard des ulcères du col. Ainsi, la science générale qui rendait bien compte de l'ulcération de la muqueuse de l'utérus a disparu derrière la théorie et la pratique des médecins qui, en France et ailleurs, s'adonnaient à la spécialité des maladies des femmes.

Des hommes expérimentés ont, dans des ouvrages divers, envisagé les ulcères du col utérin, et ont parlé avec autorité de cette lésion. Aran, M. Bennett, Becquerel, MM. Churchill, Tyler Smith ; MM. Courty, Nonat,

Scanzoni, ont donné de bonnes descriptions des ulcérations du col. Des mémoires originaux de Gibert, de
M. Costilhes et de M. West (de Londres), de M. Gosselin,
ont aussi éclairé la question, mais il n'a pas encore été
assez dit qu'il faudrait renoncer aux banales cautérisations qui forment, encore aujourd'hui, le fond de la thérapeutique des ulcères du col. Que ce soit là un moyen pratique de traiter des malades qui aiment à ce qu'on leur
fasse quelque chose, je ne le nie point, mais comme la
médecine n'est point un métier, il faut dire ce qui est
vrai, même aux malades. Trois mois de repos et d'abstinence de rapports sexuels guérissent plus d'ulcères du
col que vingt cautérisations. C'est ce qui ressortira, je
l'espère, de la lecture de ce travail.

Appelé à traiter, à l'hôpital de Lourcine, depuis
quatre années, des malades atteintes d'ulcération du col,
j'ai été à même d'étudier un grand nombre de faits.
C'est le fruit de cette expérience que je livre au public.

Je me suis attache à reproduire sur des planches mes
observations. Le mode de descriptions, à l'aide de dessins,
me paraît des plus propres à éclairer les esprits, et dans
les neuf observations iconographiques que j'ai données,
on peut voir tous les genres d'ulcération du col que l'on
est susceptible de rencontrer.

Je dois dire, avant de commencer, que les malades dont
je suivais la maladie observaient, à l'hôpital, le repos
et l'abstinence de rapports sexuels pendant deux et trois

mois et même six mois, que j'étudiais leur mal en dehors de toutes causes d'incertitudes, toutes conditions qui ne se rencontrent point chez les malades de la ville qu'on traite aux consultations, et c'est là ce qui peut donner plus de prix aux matériaux ainsi accumulés.

Il m'a paru profitable enfin de donner une étude anatomique du col de l'utérus; cette partie est brièvement traitée dans les livres spéciaux, elle est une reproduction des chapitres des livres classiques anciens auxquels ont été jointes les dernières recherches microscopiques. J'ai fait plusieurs examens de cols de l'utérus et de leurs glandes, j'ai cru devoir les rapporter au commencement de ce travail, ainsi que certaines remarques nouvelles sur la physiologie du col utérin : elles mettront à même de comprendre les lésions ulcéreuses du col et leurs compli cations.

DE

L'ULCÉRATION

ET DES ULCÈRES

DU COL DE L'UTÉRUS

CHAPITRE PREMIER

CONSIDÉRATIONS SUR L'ANATOMIE ET LA PHYSIOLOGIE DU COL DE L'UTÉRUS.

I

Le col de l'utérus est la partie de cet organe qui est plus ou moins saillante dans le vagin et qui s'étend depuis la surface vaginale du col, jusqu'à un rétrécissement situé à une hauteur variable, à une distance du fond de l'utérus évaluée à un peu plus de la moitié totale de la longueur de l'utérus. Ce que l'on a appelé l'isthme de l'utérus se trouve à la limite du corps avec le col, et c'est à proprement parler la portion supérieure du col.

La dimension du col en hauteur a été évaluée, en moyenne, à 25 millimètres, chez les nullipares, et à 28 millimètres chez les multipares, et chez celles-ci l'allongement ne porte guère que sur la portion sus-vaginale du col.

La direction du col est dans l'axe du vagin, quelle que soit la position du corps ; parfois le museau de tanche regarde en arrière de façon que la direction du col soit oblique de bas en haut et d'arrière en avant.

La forme générale du col est celle d'un cylindre aplati dans le sens antéro-postérieur chez les sujets jeunes, et celle d'un cylindre presque parfait chez les femmes qui ont eu des enfants. A l'intérieur, le col est percé d'une cavité rétrécie aux deux extrémités du col ou simplement conique à sommet supérieur, et ceci principalement chez les femmes qui ont eu des enfants.

Le col présente deux portions, une sus-vaginale et une sous-vaginale. La portion *sus-vaginale* fait suite au corps, elle est entourée de vaisseaux artériels, veineux et lymphatiques et des nerfs. En avant, elle est en rapport avec le bas-fond de la vessie, auquel elle est assez intimement unie en haut ; en arrière, le col est séparé du rectum par du tissu cellulo-fibreux et un repli du péritoine qui descend quelquefois jusqu'au vagin. Ces rapports varient lorsque l'utérus est abaissé : ce que l'on appelle la portion sous-vaginale du col comprend tout le col. Alors c'est le vagin qui offre les rapports qui viennent d'être indiqués.

Le vagin s'insère, on le voit, à une hauteur variable, et, suivant M. Richet, c'est à l'union du tiers supérieur du col avec les deux tiers inférieurs que l'union a lieu le plus ordinairement.

La portion *sous-vaginale du col* présente de très-nombreuses variétés : tantôt le col est arrondi cylindrique ou à peu près, tantôt il a la forme d'un cône régulier, tantôt il a celle d'un bec de flûte, tantôt il est comme bifurqué

en deux lèvres, une antérieure, une postérieure. J'ai vu
une femme dont le col était comme étranglé par un rétrécissement congénital du vagin ; chez plusieurs malades
dont le col était peu développé, on voyait seulement deux
petits mamelons qui représentaient les deux lèvres du
col, l'antérieure restant, d'ailleurs, toujours la plus apparente.

Chez les femmes qui ont eu des enfants, le col se présente sous plusieurs formes dont voici les principales : ou
bien le col est effacé, les lèvres sont de niveau avec le
fond du vagin (ceci existe chez les femmes qui ont eu
beaucoup d'enfants), ou bien le col arrondi et gros est
saillant dans le vagin, ses lèvres sont bien arrondies.

La portion sous-vaginale du col offre à considérer
l'orifice utérin que l'on désigne sous le nom de *museau
de tanche*. On décrit, à cet orifice, une lèvre antérieure
et une lèvre postérieure ; cette description est exacte
pour certains cols et en particulier pour ceux des femmes
qui ont eu des enfants, mais elle n'est pas rigoureuse
pour les nullipares. Beaucoup de ces femmes, en effet,
ont un orifice circulaire entouré de tous côtés par un
tissu également uni et résistant.

L'orifice utérin est plus ou moins grand ; il est rond,
ovalaire ou a la forme d'une fente. Cette dernière forme
est très-apparente chez les femmes qui ont eu des enfants, et à l'extrémité droite ou gauche de cette fente il
y a une cicatrice, celle d'une déchirure pendant l'accouchement : alors le col représente bien deux lèvres qui
sont régulières et bien arrondies.

II

Le col de l'utérus est un cylindre musculaire renfermant un cylindre muqueux. Le cylindre musculaire est composé de faisceaux entrecroisés, formés de fibres musculaires lisses, dont les uns affectent une direction circulaire, les autres une direction verticale ou oblique ; tous ces faisceaux s'entrecroisent sans former de plans bien définis, et à la manière de l'entrecroisement des génio-glosses avec les muscles linguaux. De gros vaisseaux capillaires, des artérioles et des veines rampent au milieu des faisceaux musculaires ; ils offrent une disposition très-flexueuse et ont des parois épaisses. Ces vaisseaux sont unis à un riche réseau capillaire qui se rend dans la muqueuse. Les capillaires sont petits ; les artérioles ont tout à fait le caractère des artères hélicines découvertes par Muller dans le tissu érectile, ces artérioles existent assez abondantes dans la partie du col qui confine à la muqueuse. Les nerfs sont rares dans le col, et l'on ne peut en suivre dans le voisinage de la muqueuse que quelques-uns, ce sont des tubes minces flexueux.

Le tissu du col est serré, dense à l'union du corps avec le col et au pourtour de l'orifice vaginal, mais à ce niveau il n'offre pas une grande épaisseur, et il est doublé par un lacis de vaisseaux, un véritable tissu érectile que l'on reconnaît même à l'œil nu. Et comme c'est sur les parties latérales surtout que ce tissu érectile existe, c'est là que le col a le moins d'épaisseur, celà explique pourquoi c'est sur les parties latérales que le col se déchire pendant l'accouchement. Sous la muqueuse, surtout chez

les femmes qui ont eu des enfants, on trouve des éléments fibro-plastiques.

Muqueuse du col de l'utérus. — La partie la plus in-
téressante du col est la muqueuse ; celle-ci n'est pas
identiquement la même dans le col et sur la portion du
col saillante dans le vagin, quoique l'on trouve dans les
deux points les mêmes éléments anatomiques.

La muqueuse intra-cervicale est blanche ; elle présente
des élévations et des cavités formées par des replis de la
muqueuse ; cette disposition existe à la face antérieure et
à la face postérieure ; on a appelé ces saillies et ces enfoncements : l'arbre de vie.

L'arbre de vie est constitué par une saillie médiane
de laquelle partent, des deux côtés, des saillies plus petites, qui forment comme les branches d'un arbre fruitier
en espalier taillé en éventail, mais on peut encore mieux
comparer l'arbre de vie aux nervures d'une feuille regar-
dée en dessous. Chez les femmes qui ont eu des enfants
les arbres de vie sont irréguliers, il y a eu des déchirures,
et l'arbre de vie est, par place, comme frangé, il en est de
même chez les sujets qui ont eu des inflammations du
col. Entre les nervures se trouvent des excavations au fond
desquelles on voit de petits tractus et des petits orifices
que l'on distingue avec une loupe ; les saillies offrent un
aspect velouté. Nous verrons tout à l'heure à quoi cet
aspect est dû. La disposition de l'arbre de vie explique
comment les inflammations et les ulcérations du canal
utérin sont rebelles au traitement ; il est fort difficile, en
effet, d'atteindre tous les points malades avec les topi-

ques, quels qu'ils soient. On trouve parfois dans l'arbre de vie de petits kystes qu'on a appelés œufs de Naboth, du nom de l'anatomiste qui les a le premier observés, et ce sont principalement les femmes d'un certain âge qui les présentent.

La muqueuse qui recouvre la portion vaginale du col est rosée, lisse, elle présente à la loupe des petits pertuis très-fins qui sont des orifices de glandes. Lorsque l'on examine le col chez les jeunes femmes on le voit devenir rouge, un peu violacé, ses contours deviennent irréguliers et la surface de la muqueuse est comme villeuse, elle semble tendue, et quelquefois elle présente des saillies légères rayonnant autour du col.

Quelquefois la muqueuse du col ressemble trait pour trait à la muqueuse vaginale et elle offre des plis circulaires autour de l'orifice du col, semblables à ceux du vagin.

1° La muqueuse du col intra-cervicale se compose d'un derme et d'un épithélium, de vaisseaux capillaires et de glandes ; cette muqueuse est peu épaisse et j'ai observé, comme M. Sappey, qu'elle n'avait pas plus de 1 à 2 millimètres d'épaisseur.

Le derme est représenté par une couche de tissu conjonctif au milieu duquel rampent les vaisseaux et les conduits des glandes ; l'épithélium est beaucoup plus épais que le derme, il est constitué par des couches superposées d'épithélium nucléaire et recouvert par une couche d'épithélium cylindrique à cils vibratiles. Mais il y a une particularité importante, la muqueuse présente des papilles assez nombreuses, et qui sont constituées par une anse capillaire entourée d'épithélium nucléaire, le tissu conjonctif est très-rare dans ces papilles qui ressemblent plus à un bourgeon charnu qu'à une papille de la peau ou des muqueuses, ces papilles existent sur les saillies et dans les enfoncements de l'arbre de vie (fig. 1), elles ont été très-bien décrites par MM. Tyler Smith (1) et Cornil.

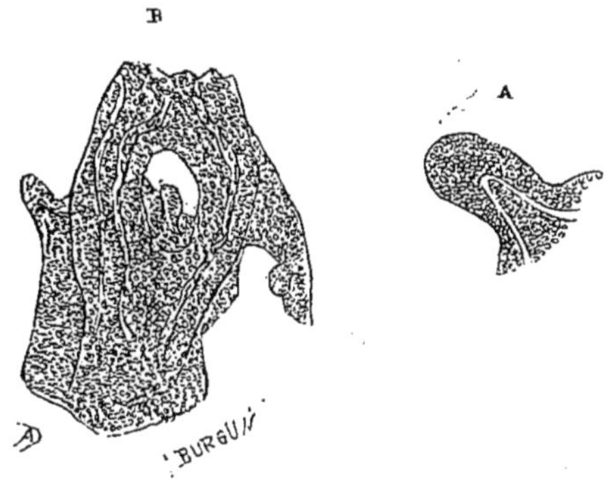

Fig. 1.

A. Papilles de la muqueuse, gross. 300 diam.; B, trabécules de l'arbre de vie et papilles, gross. 140 diam.

Dans les grosses trabécules de l'arbre de vie on trouve des fibres musculaires, ce n'est pas la muqueuse seule qui les compose, on y trouve en outre des éléments fibro-plastiques. Les vaisseaux sont très-fins, ils présensentent des dilatations chez les femmes qui succombent au moment de leurs règles; les vaisseaux lymphatiques sont rares et difficiles à étudier quoique sans aucun doute ils existent.

Les glandes de la muqueuse sont de deux genres appartenant à une même espèce, les glandes en tube. Elles occupent le derme et vont jusque dans la couche muscu-

(1) Tyler Smith, *Med.-chir. Trans.*, vol. XXXV.

laire. Nous retrouvons ici un vestige de la disposition qui existe dans la prostate, et c'est surtout à la partie supérieure du col que cela se voit, dans le tissu assez serré en ce point. Leur diamètre est plus ou moins considérable et oscille entre 1/8° et 1/30° de millimètre.

Les *glandes en tubes* sont contournées sur elles-mêmes en tire-bouchon et sont bifurquées et renflées à leur origine. Elles existent dans l'arbre de vie, rarement sur les trabécules et toujours dans les excavations qui les séparent; elles sont formées par une membrane mince et transparente et renferment un épithélium cylindrique nucléaire. Elles produisent des cellules assez grosses (sympexion de M. Robin) qui s'ouvrent en donnant issue à de fins corpuscules muqueux transparents dans un liquide incolore, et qu'on retrouve dans le liquide normalement sécrété par les glandes du col lorsqu'il s'écoule à l'extérieur (fig. 2, A. C.).

Les *glandes en tube ramifiées ou en grappe* considérées par M. Sappey comme de vraies glandes en grappes (1) sont, comme l'a fait remarquer ce savant professeur, constituées par un conduit partant d'une réunion de culs-de-sac d'un volume à peu près égal au conduit. Ce sont des glandes qui ont plus de rapports avec les glandes sébacées qu'avec les glandes de l'estomac ; les culs-de-sac ont la même structure que le conduit. Elles ont la même enveloppe et le même épithélium que les glandes en tube de la muqueuse du corps de l'organe.

Ces glandes sont très-répandues à l'union du corps avec

____

(1) Sappey, *Anatomie descriptive*, 1re éd., t. III, p. 672.

le col, elles forment un cercle autour du col en ce point, (fig. 2, D.E.). Elles sont un peu plus rares dans l'arbre de vie, elles existent dans le fond des lacunes.

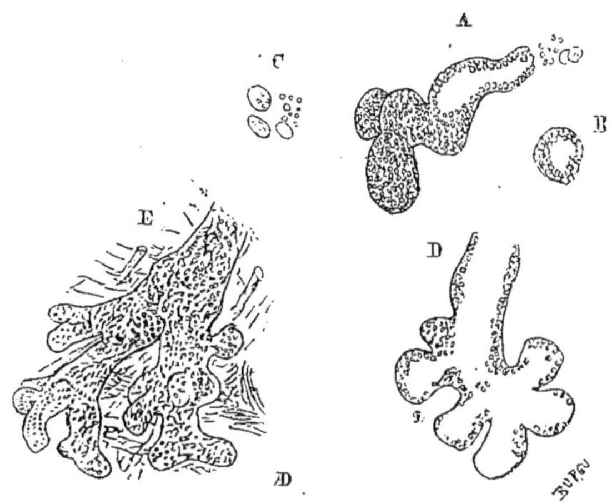

FIG. 2.

A, Glande du col semblable aux glandes du corps de l'utérus décrites par MM. Coste et Robin, 140 diam.; B, coupe du conduit d'une glande, 140 diam.; C, cellules contenues dans le produit de sécrétion des glandes; 450 diam.; D, glande en tube, ramifiée, dépourvue d'épithélium, 140 diam.; E, glande en tube, ramifiée, plus complète, 140 diam. (préparations obtenues par des coupes faites sur des utérus traités par coction, puis par le bain d'acide tartrique).

L'existence des glandes dans le col est donc hors de doute. Pourtant M. Kölliker (1) pense que l'on a pris pour des glandes les espaces qui séparent des groupes de papilles ou des replis de la muqueuse.

Mais MM. E. Wagner (2) et Cornil (3) ont vu des glandes en grappes et en ont représenté. Les planches

(1) Kölliker, *Histologie humaine*, traduct., p. 581.

(2) E. Wagner, *Arch. der Heilkunde*. 1856.

(3) Cornil, *De la muqueuse du col utérin à l'état normal (Journ. d'anat. et de physiol.*, 1865, t. I).

néanmoins laissent quelques doutes. Les glandes que j'ai vues et que je représente sont beaucoup plus profondes que celles observées par M. Cornil. Elles siégent dans la muqueuse et dans le tissu musculaire. La planche du travail de ce dernier auteur ressemble bien à un de ces espaces. J'ai observé cette disposition dans le col des vaches ; ces animaux en effet n'ont pas d'arbre de vie, la muqueuse de leur col est constituée par des replis multiples parallèles à l'axe de l'utérus, et ces replis, très-appréciables à la vue, sont eux-mêmes constitués par des replis microscopiques au fond desquels il y a des papilles. L'intervalle de ces papilles rempli de mucus simule à s'y méprendre des culs-de-sac glandulaires. Ce qui fait encore plus ressembler ces espaces à des glandes, c'est le mucus coagulé qui les remplit, surtout lorsque pour l'examen on a eu recours à la coction de l'utérus dans l'eau chaude. C'est plus profondément qu'on observe les glandes utérines chez la vache.

2° La muqueuse du col que l'on voit en examinant l'utérus par le vagin et qui se continue avec la muqueuse du col se compose d'un derme assez épais et d'un épithélium ayant ensemble une épaisseur variant entre 1 et 2 millimètres.

Le derme présente des sillons assez profonds et des saillies sur lesquelles il y a des papilles semblables à celles que l'on rencontre sur la muqueuse intra-cervicale, seulement elles sont plus courtes, elles font moins de relief et elles renferment plus de tissu conjonctif. Ces papilles sont très-nombreuses.

L'épithélium est un épithélium cylindrique à cils vibratiles dont les cellules sont plus grosses que celles de la muqueuse intra-cervicale. Mais il y a souvent chez les femmes qui ont eu des enfants ou des inflammations du col de l'épithélium pavimenteux. Le derme est riche en vaisseaux capillaires et à sa face profonde on trouve des artérioles à parois épaisses et un peu enroulées sur elles-mêmes. Ces vaisseaux se confondent plus loin avec le tissu érectile qui entoure le col.

Les glandes sont des glandes tubuleuses un peu flexueuses, plus courtes que les glandes de la muqueuse intra-utérine. Mes recherches concordent avec celles de M Cornil (1). Mais elles sont plus rares en ce point que dans la cavité utérine. On pourrait presque les compter : elles sont séparées par un espace de 1 à 2 millimètres. Chez les femmes qui ont un ulcère du col en voie de réparation, les points rouges un peu excavés que l'on voit se dessiner sur le fond rouge clair de l'ulcère représentent presque le siége d'une glandule suppurée, et l'on pourrait en évaluer le nombre.

Les inflammations du col et la grossesse impriment des modifications à la muqueuse du col. L'inflammation et surtout les cautérisations que l'on emploie pour en obtenir la guérison détruisent la muqueuse. La grossesse entraîne normalement une transformation passagère de l'épithélium cylindrique en un épithélium pavimenteux. Mais elle cause aussi des oblitérations de glandules qui se transforment alors en kystes ou œufs de Naboth (fig. 3).

Pour prouver que c'est bien la grossesse qui joue un grand rôle dans la production de ces petits kystes, je dirai que toutes les fois que j'ai touché la face interne du col

(1) Cornil, *loc. cit.*

de l'utérus dilaté avant l'engagement de la tête chez la femme en travail, j'ai senti sur cette face interne de petites tumeurs grosses comme des grains de chènevis ou des pois. Après la sortie du fœtus elles disparaissaient. Sans aucun doute la compression exercée par la tête sur la lèvre antérieure du col avait rompu les kystes ou œufs

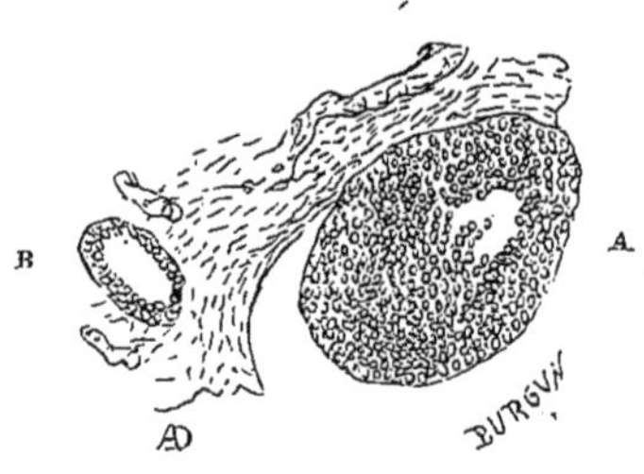

FIG. 3.

A, Œuf de Naboth situé profondément ; B, conduit d'une glande du col de l'utérus, gross. 200 diam. (préparation obtenue par coction).

de Naboth et avait détruit le travail effectué par la grossesse (1).

Quelquefois de petits kystes ne se rompent pas et forment des œufs de Naboth qui persistent. Mais ceux-là sont très-petits à leur début, c'est ce qui existe sur le dessin, fig. 3 (A). La rétraction de l'utérus en resserrant le col presse les kystes de la partie postérieure les uns contre les autres et ceux-ci disparaissent en se rompant.

___

(1) J'ai montré des œufs de Naboth de ce genre, et j'ai établi la loi de leur formation à la Société anatomique. (*Bull.*, 1869.)

(2) Suivant M. Ch. Robin, *Dict. de Nysten*, art. UTÉRUS, c'est l'épaississement du mucus des glandes qui cause la formation du kyste, le liquide devenu demi-solide ne s'écoule plus ; l'inflammation joue un certain rôle pour les kystes qui existent sur la surface vaginale du col et qui sont bien ce que Virchow désigne sous le nom d'acné du col. (Voy. Virchow, *Traité des tumeurs*, éd. franç., t. I, p. 237.)

C'est là, on le voit, un acte physiologique pendant la grossesse, et ce sont les très-petits kystes seuls qui peuvent accidentellement rester durables. Il est évident que les œufs de Naboth peuvent exister sans grossesse antérieure. La grossesse n'est pas la seule cause de l'oblitération du goulot des follicules. L'hypertrophie du col agit comme la grossesse.

Les petites plaies qui résultent de la rupture des œufs de Naboth guérissent rapidement, et à moins d'une irritation de l'utérus pendant leur cicatrisation elles ne se transforment pas en ulcères.

Enfin l'âge apporte un changement dans la muqueuse, elle devient moins vasculaire, les glandes s'oblitèrent et la muqueuse finit par ressembler à un tissu de cicatrice recouvert d'épithélium pavimenteux. Certaines femmes qui ont des rapports sexuels jusqu'à une époque avancée de la vie conservent une muqueuse vasculaire même à l'âge de soixante et soixante-cinq ans, mais c'est là une exception.

Je ne parle pas ici des longues glandules flexueuses décrites par M. Ercolani (1), dans la caduque interutéro-placentaire, et qui auraient pour but de sécréter une sorte de lait utérin. Ces changements sont des transformations des glandules du col sans usage déterminé, à mon sens, il y a sans doute erreur de la part de l'auteur italien qui a pris un effet pour une cause.

____

(1) Ercolani, *Sur les glandes utriculaires de l'utérus (Journ. d'anat. et de physiol.* de Ch. Robin, t. V, p. 501).

III

La physiologie du col et de sa muqueuse, en dehors de ce qui a trait à l'accouchement, se résume en deux fonctions spéciales, une sécrétion et une érection. Comme phénomène appartenant aux fonctions générales il n'y a que des phénomènes de circulation et de nutrition. La sensibilité à la douleur et au toucher manque en effet sur le col et dans la cavité du col. Les malades ont une sensation lorsqu'on les touche ou qu'on les brûle en ces points. Mais la sensation est la même. Elle est obtuse et il n'est pas sûr que la sensation du contact soit bien sur la muqueuse du col.

A l'hôpital Lourcine j'ai fait la remarque suivante : lorsque chez les malades guéries de vaginite, ou chez les malades syphilitiques qui n'ont rien sur le col, on examine au spéculum, on voit le col se congestionner ; il sort lentement de l'orifice en plus ou moins grande abondance un liquide clair, transparent, qui reste collé à l'utérus, mais que l'on peut essuyer néanmoins, sans enlever toutefois ce qu'il y a de liquide dans l'orifice du col, ce qui prouve combien le liquide est collant. Le liquide utérin, que j'appelle le liquide utérin normal, sort du col chez toutes les femmes qui n'ont pas eu de rapports sexuels depuis plusieurs jours. Il ne coule point ou coule en petite quantité, chez les femmes qui se sont masturbées ou qui ont eu des rêves érotiques la veille de l'examen (1). Souvent même c'est à l'absence du liquide

(1) J'ai fait avouer bien souvent la masturbation chez mes malades

utérin que j'ai soupçonné et découvert les habitudes de masturbation. Il y a quelques particularités que je dois signaler ici : il est des femmes qui sécrètent en abondance ce liquide utérin, le vagin en est presque toujours rempli, et malgré cela il en sort encore du col pendant les examens. D'autres femmes ont trop peu de liquide et il sort en petite quantité, malgré une abstinence de rapports sexuels depuis plusieurs jours. Les irritations de la vulve favorisent l'écoulement du liquide utérin après une excitation que l'on conçoit facilement, c'est-à-dire une érection artificielle.

Le liquide utérin devient un peu opaque quand je soumets les malades aux injections chaudes. Chez les malades qui ont des blennorrhagies ou des chancres du col le liquide utérin contient des filets de pus. Chez les malades qui ont une métrite interne chronique, il est presque entièrement purulent et très-visqueux.

On n'observe pas toujours ce liquide chez les malades de la ville, parce que le plus souvent elles font des injections avant de se livrer à l'examen au spéculum.

Ces faits, la ressemblance du liquide utérin avec le liquide prostatique, son accumulation dans le col et la sortie intermittente, permettent de dire que l'éjaculation de la femme existe, qu'elle provient du col au moment de l'éréthisme général des organes génitaux. Ce liquide qui reste sur le col et dans la cavité utérine et qui est de la même nature que le liquide prostatique, est un véhi-

de l'hôpital, en leur déclarant que la masturbation laissait des traces. Il y a, en effet, toujours chez les malades qui se sont masturbées la veille, un peu d'œdème du fourreau du clitoris et des petites lèvres.

cule pour le sperme. Les spermatozoïdes, faits pour se mouvoir dans un liquide, s'engagent dans le liquide utérin où il leur est bien plus commode de cheminer que sur une muqueuse simplement humide, et il est plus que probable qu'ils passent ainsi très-vite dans le col. Les lacunes de l'arbre de vie sont pleines de ce liquide et forment entre les trabécules qui, comme on le sait, se dirigent vers le corps de l'utérus des canaux qui servent de passage aux animalicules spermatiques.

Il est un phénomène curieux relatif à l'expulsion du sperme chez les individus qui meurent de mort violente ou même de maladie aiguë. Mis en lumière par Godard, ce fait a été vérifié depuis. Il en est de même chez les femmes pour le liquide utérin. Sur le cadavre de malades mortes de maladies du cœur par asphyxie et de fièvre typhoïde, j'ai vu le col rempli de liquide et qui sortait de son orifice vingt-quatre heures après la mort. Chez la dernière malade, qui avait une vaginite sans lésion de col, le liquide était un peu blanchâtre, il était coagulé. Mais il faut savoir que cette malade avait une chaleur excessive, 40 degrés dans le vagin, et l'on sait qu'à cette température l'albumine commence à se coaguler.

Ce qui prouve que c'est bien le col qui sécrète ce liquide, c'est qu'à l'autopsie on le trouve seulement dans le col et jamais dans le corps de l'utérus.

La sécrétion du col ainsi envisagée nous conduit à plusieurs remarques.

D'abord, pendant la grossesse elle diminue, et au deuxième mois, dès que le bouchon gélatineux, mode de sécrétion des glandes du col transformé, est produit, elle disparaît, et cette absence de sécrétion devient un signe de la grossesse utérine ; le sang, utilisé par l'embryon, n'arrive plus en quantité suffisante aux glandes ; du reste, le col se congestionne, la muqueuse se boursoufle et le goulot de beaucoup de glandes est oblitéré. Nous avons plus haut que l'accouchement rétablissait les choses dans leur état normal, que les kystes glandulaires se rompaient.

L'absence de sécrétion du liquide du col pendant la grossesse est justifiée par la théorie, puisque la fécondation ne doit pas avoir lieu.

Chez les femmes qui observent la continence, le liquide utérin est abondant et peut constituer des pertes blanches.

Comme fait pathologique à l'appui de mes propositions, je dirai que l'absence de liquide utérin pour une cause ou pour une autre chez les femmes qui n'ont que des rapports sexuels éloignés, coïncide avec la stérilité. J'ai vu, lorsque j'étais élève, une malade qui, sous mes yeux, il y a onze ans, avait été cautérisée dans la cavité utérine, tous les huit jours pendant plusieurs mois, parce qu'il coulait en abondance du liquide utérin normal pris pour un catarrhe utérin. Cette malade n'avait plus de liquide utérin. J'ai revu l'année dernière cette femme, elle était mariée pour la deuxième fois et n'avait point d'enfant, malgré son vif désir d'en avoir. Cet exemple n'est pas le seul que je pourrais citer.

Le phénomène de l'érection du col a été entrevu par M. Rouget (1), il est palpable dans un bon nombre de cas

(1) Rouget, *Sur les organes érectiles de la femme. (Journ. de physiol . de Brown-Séquard*, t. I, p. 363.)

dans les limites d'un examen médical. On sait que lorsque l'on introduit une sonde dans l'urèthre, et qu'on la laisse à demeure, il existe après quelques secondes une tension de la verge, une demi-érection du gland. Il se passe quelque chose d'analogue chez la femme. A l'hôpital de Lourcine, lorsque j'introduis le spéculum, au bout de quelques secondes, chez les jeunes femmes, je vois les plis du vagin devenir plus saillants, le col augmente un peu de volume, son contour devient moins lisse et moins régulier, il prend un peu l'aspect de velours, et en même temps il devient rouge au lieu de rose qu'il était au moment où le spéculum le mettait à découvert. C'est à ce moment que l'on voit sortir du col le liquide utérin normal. Que la pression du spéculum favorise la sortie du liquide, cela est possible, mais il arrive souvent que le spéculum, une fois introduit et immobile, ne presse nullement sur le col, et alors on voit sortir néanmoins le liquide après quelques instants, peu après que l'organe est devenu un peu turgescent (pl. I, fig. 2 et 3).

Ainsi, il y a du *tissu érectile* dans le col : et le col entre en érection. Des *glandes* existent dans le col et sur le col, et offrent une analogie avec les glandes prostatiques, et une sécrétion existent dans le col, sort par intervalle, et cela d'ordinaire pendant l'érection du col, ou quand ce liquide est accumulé outre mesure dans le col, sous l'influence de la moindre pression. Telles sont, en dehors de l'accouchement, les fonctions du col de l'utérus. Ceci ne nous sera pas inutile pour élucider l'histoire des ulcérations du col de l'utérus.

CHAPITRE II

DE L'ULCÉRATION ET DES ULCÈRES DU COL DE L'UTÉRUS

La fréquence des ulcérations du col de l'utérus est plus grande que ne le font supposer les statistiques produites jusqu'à ce jour. On pourrait presque dire que la plupart des femmes arrivées à l'âge moyen de la vie ont eu une ulcération du col. A en juger par ce que j'ai vu à l'hôpital de Lourcine, je crois parfaitement admissible cette proposition. Ce qui fait qu'on n'a pas constaté le nombre considérable d'ulcères que ces lignes feraient penser, c'est qu'un grand nombre d'ulcérations échappent à l'observation, tantôt parce qu'elles guérissent vite, tantôt parce que les malades jugent sans importance les pertes blanches qu'elles ont avant et après leurs règles et qui sont souvent en rapport avec une ulcération du col, tantôt parce que nulle douleur ne provoque un examen médical.

J'ai observé beaucoup d'ulcères du col que rien ne faisait soupçonner. A l'hôpital de Lourcine, j'ai passé au spéculum toutes les malades, et de la sorte j'ai découvert des ulcérations là où aucun symptôme n'eût éveillé mon attention s'il s'était agi de malades n'ayant pas de lésions vénériennes ou syphilitiques à la vulve.

Les médecins et chirurgiens qui m'ont précédé à l'hôpital de Lourcine ont fait la même remarque. Les chirurgiens anglais ont vu la même chose de leur côté.

Gibert (1), le professeur Gosselin (2), ont reconnu qu'il y avait un nombre très-grand d'ulcères sans gravité, et ils ajoutaient même qu'il n'était pas nécessaire de les traiter. West (3), de son côté, a émis cette idée, que les ulcères de l'utérus n'avaient pas toute l'importance qu'on leur attribuait. R. Lee a formulé la même opinion ; de telles autorités auxquelles j'emprunte ces propositions, sont une preuve de la quantité d'ulcères qui ont été vus ou qui auraient pu l'être si l'on avait examiné des malades qui perdaient un peu en blanc. La pratique anglaise ferait admettre ce raisonnement à défaut de toute autre preuve, puisque les chirurgiens et M. R. Lee en particulier, divisent les ulcères en deux classes, ceux dans lesquels on doit examiner au spéculum, et ceux dans lesquels on doit se borner à donner des injections et un traitement général.

Voici d'ailleurs des statistiques propres à indiquer la fréquence des ulcérations du col de l'utérus.

M. West a vu à l'autopsie de 65 malades mortes d'affections variées, 17 ulcères du col. Aran établit que les ulcères du col sont en proportion moindre, il a vu 1 ulcère pour 10 malades, et cela à l'autopsie (4).

(1) Gibert, *Sur les ulcérations du col de la matrice et sur l'abus du spéculum dans le traitement de cette maladie. (Revue méd. 1837, t. IV.)*
(2) Gosselin, *De la valeur symptomatique des ulcérations du col utérin. (Arch. de méd., 1843, t. II, p. 128.)*
(3) West, *Diseases of Women.* London, 1855.
(4) Aran, *Leçons cliniques sur les maladies de l'utérus et de ses annexes.* Paris, 1858.

M. Courty (1) a comparé les ulcérations du col aux maladies utérines, et il a trouvé 425 ulcérations pour 1563 maladies utérines. Les chiffres de M. Bennet (2), sont encore plus probants en faveur de la fréquence des ulcérations du col : sur 300 maladies utérines il a observé 237 ulcères du col. Il s'agit ici de malades anglaises habitant un pays froid et humide. J'explique la fréquence des ulcères chez ces malades par le climat, l'exposition au froid humide qui a une action si évidente sur toutes les muqueuses ; ces lésions sont moins fréquentes en France.

J'ai cherché à l'hôpital de Lourcine, sur des femmes de tout âge et principalement des jeunes femmes qui forment le gros de la clientèle de nos consultations hospitalières, quels étaient les ulcères du col et dans quelle proportion on les observait.

Voici les chiffres. En dix-huit mois, j'ai soumis à l'observation 686 madades ayant des lésions de la vulve du vagin ou de l'utérus.

454 avaient la syphilis constitutionnelle ; 108 avaient une vaginite ; 93 avaient des chancres mous ; 8 malades avaient une métrite interne ; 10 avaient des métrites avec engorgement du col ; 13 avaient une leucorrhée vaginale, des végétations ou un polype de l'urèthre.

Sur ce nombre de 686 madades, 291 avaient un ulcère du col. (Notons en passant que le nombre 686 se rapporte à des maladies plus qu'à des malades, car il est des malades qui sont comptées plusieurs fois. Elles

____

(1) Courty, *Traité pratique des maladies de l'utérus et de ses annexes.* Paris, 1866, p. 691.

(2) Bennett, *Traité de l'inflammation de l'utérus,* traduct. Paris, 1864, p. 548.

ont eu une fois une ulcération et une autre fois elles n'en n'ont pas eu, elles étaient guéries, ou elles n'avaient pas encore leur ulcère, de sorte que la proportion des ulcères eu égard au nombre des femmes traitées est supérieure à celle que donnent mes chiffres.)

Voici maintenant, par rapport à la maladie première, le nombre d'ulcères du col observés :

108 vaginites ; 34 ulcères du col avec ou sans métrite interne ;

93 chancres mous sans syphilis ; 53 ulcères du col.

M. Sirus-Pirondi, avait déjà fait cette remarque de la fréquence des chancres mous du col (1) :

454 syphilis ; 125 ulcères du col ;

8 métrites internes ; 8 ulcérations du col ;

10 métrites chroniques avec engorgement du col, dont une avec métrite interne et exulcération.

On peut voir ainsi que j'ai trouvé 32 pour 100 d'ulcères après des vaginites ;

27 pour 100 d'ulcères avec la syphilis ;

59 pour 100 d'ulcères avec des chancres mous.

Toutes les malades qui avaient une métrite interne avaient un ulcère du col plus ou moins étendu, sur les 10 métrites chroniques avec engorgement du col une fois il y avait un ulcère du col.

Mais les faits étudiés ainsi en bloc ne donnent pas des

____

(1) Sirus-Pirondi, *Rapport de M. Richet* (*Bull. de la Soc. de chir.* 1re série, t. VI, p. 307). Dans son rapport, M. Richet jugeait les preuves fournies par M. Pirondi, encore discutables ; la réserve de M. Richet est très-juste quand on considère que M. Sirus-Pirondi a dit avoir vu cinquante-huit fois un chancre utérin sur soixante cas de chancres mous multiples. J'ai vu beaucoup de chancres du col, mais ma proportion est moindre : encore, n'était-ce pas des chancres évidents.

vérités absolues. Il y a, en effet, un accouplement de maladies entre elles. Telle malade, par exemple, a la syphilis et des chancres mous, telle autre a une vaginite et la syphilis ou une vaginite et des chancres mous.

Il n'est pas inutile de rechercher la part qui peut revenir à la vaginite, aux chancres et à la syphilis.

Ainsi :

36 vaginites légères primitives ou récidivées ; 2 ulcérations ou 5 pour 100 d'ulcères ; 37 vaginites aiguës ; 15 ulcérations du col et 3 métrites internes avec érosion ou ulcération du col, 40 pour 100 d'ulcères ; 35 vaginites avec chancres mous ; 13 ulcères et chancres du col, 37 pour 100.

Les ulcères sont donc très-fréquents dans les cas de vaginite aiguë et presque aussi fréquents dans les cas de vaginite et de chancres mous. Mais ici il faut prendre en considération que la vaginite qui accompagnait les chancres mous, était, en général, une vaginite légère.

Voyons maintenant les relations entre les syphilis et les ulcérations du col. Je fais ici trois groupes, sur 69 syphilitiques qui avaient une vaginite en même temps que des plaques muqueuses, il y a eu 21 ulcères du col, soit 30 pour 100.

Sur 39 syphilitiques ayant des chancres mous, 18 avaient une ulcération du col, soit 46 pour 100.

Sur 346 syphilitiques qui n'avaient ni chancres mous à la vulve, ni vaginites, j'ai trouvé 86 ulcérations, chancres ou plaques muqueuses, ou traces d'ulcération du col, soit 24 pour 100.

A propos de chaque ulcération en particulier on verra la fréquence proportionnelle des diverses ulcérations.

En comparant ces trois ordres de proportions comparatives, on trouve que la fréquence des chancres mous est très-grande, dans les cas de chancres multiples de la vulve, un peu moins grande dans les cas de vaginite aiguë et moins grande encore pour les cas de syphilis. Ici, on le voit, mes chiffres ne corroborent pas l'opinion des syphiliographes de la maison de Saint-Lazare, qui admettent la très-grande fréquence de l'ulcération du col chez les syphilitiques.

Je crois que M. Bennett a également exagéré quand il a dit qu'il avait vu, pour quatre malades syphilitiques, trois fois une ulcération du col (1), peut-être avait-il affaire à des malades âgées ayant eu autrefois des ulcères du col et ayant contracté ensuite la syphilis.

Je ne parle pas ici de l'ulcération du col chez les femmes grosses et les nouvelles accouchées, ce ne sont pas là des ulcères du col spéciaux. Boys de Loury et Costilhes ont signalé leur fréquence (2) et leur tendance à provoquer l'avortement, ce qui a été admis depuis par les gynécologues ; mais on a tout de suite songé à les rattacher à quelque cause autre que la grossesse. M. Bennett croit que l'ulcération existait avant la grossesse. M. Courty pense de même, mais serait tenté d'attribuer, à un état général, la cause de leur apparition. Ce que j'ai vu à l'hôpital de Lourcine me confirme dans une opinion voisine de celle de M. Bennett. Une bonne partie des ulcères du col pendant la grossesse est due à une lésion du col antérieure à la conception. Mais un plus grand nombre

(1) Bennett, *loc. cit.*, p. 495.
(2) H. Costilhes, thèse inaugurale. Paris, 1843.

des ulcérations est dû à une inflammation simple virulente
du col au moment de la conception ou pendant la grossesse.

Les ulcérations à la suite de couches sont si fréquentes,
que l'on peut dire que toute femme accouchée à terme a
une ulcération plus ou moins étendue du col ; toutes les accouchées que j'ai vues à l'hôpital de Lourcine, toutes les
nourrices, dans les deux mois qui suivent l'accouchement, avaient quelque chose que l'on peut appeler un
ulcère du col : une surface rouge, molle, dépourvue
d'épithélium, saignant plus ou moins facilement. Ce sont
des déchirures linéaires de la muqueuse, c'est la plaie qui
a résulté d'une déchirure du col pendant le passage de
l'enfant, et qui bourgeonne pour se cicatriser à mesure
que s'effectue la rétraction du col.

Les ulcérations du col dont les variétés ne sont nombreuses que dans l'esprit de quelques gynécologues, sont
dans des rapports de fréquence variable qui seront expo-
sés plus tard à côté de chaque variété d'ulcères.

DÉFINITION.

Les ulcérations du col de l'utérus sont des solutions de
continuité de la surface de la muqueuse utérine, plus ou
moins creuses, siégeant d'ordinaire autour de l'orifice
utérin. Toutes les ulcérations du col de l'utérus intéres-
sent à la longue un certain nombre de glandules du col,
et lorsqu'elles sont abandonnées à elles-mêmes, elles remontent, tôt ou tard, presque toujours à une plus ou
moins grande hauteur dans le conduit utérin.

CAUSES.

Les ulcérations du col de l'utérus reconnaissent pour origine trois causes peu distinctes : 1° un traumatisme et une inflammation ; 2° une inflammation consécutive à un contact virulent ; 3° une irritation chez une malade diathésique, ce sont là les causes de l'inflammation ulcérative, pour tous les organes en général. Reste à déterminer cependant dans quelles conditions le col de l'utérus s'enflamme. La plus fréquente de ces conditions est, je ne crains pas de l'affirmer, le contact du pus d'une vaginite ou d'un chancre. Ce serait une erreur de croire qu'il en est autrement. Il y a un nombre de vaginites et de chancres, beaucoup plus considérable qu'on ne le pense. Mais ils passent inaperçus, tant qu'il n'y a pas d'uréthrite, de vulvite et de métrite du col, bien des femmes ne croient pas être malades alors qu'elles le sont réellement. Elles attribuent à des leucorrhées accidentelles des écoulements vaginaux et ignorent leur mal. Et c'est seulement quand elles commencent à perdre beaucoup, à souffrir dans le bas-ventre ou dans les aines, qu'elles se croient malades. Si on les examine en ce moment, on ne trouve pas toujours de pus caractéristique de la vaginite, ou l'on constate seulement un peu de rougeur du vagin, plus une rougeur ou une ulcération du col. Les soins de propreté ont amené déjà une amélioration de l'état du vagin, et pour les malades de la ville il n'est pas rare qu'une injection pratiquée avant la visite du médecin ait fait disparaître des traces de pus révélatrices. De sorte que la vaginite serait méconnue, si l'on ne consul-

tait pas les antécédents des malades, et si l'on n'y trou-
vait une perte blanche ou verdâtre abondante, apparue
subitement et progressivement tarie, dont les malades
accusent le souvenir encore récent.

La vaginite est donc la cause la plus ordinaire de l'inflammation du col. Mais il y a des espèces de vaginites :
la vaginite blennorrhagique, la vaginite qui accompagne
les chancres mous et la vaginite inflammatoire simple.
Cette variété ne me paraît pas devoir intervenir ici au
même degré que les autres. Les excès de coït, la masturbation, les introductions de corps étrangers dans le vagin,
causent une inflammation qui ne dure pas, et ne se pro-
page pas toujours pour longtemps au col de l'utérus.
Quelquefois il y a une métrite congestive, mais les ulcérations y sont extrêmement rares, comparativement aux
ulcérations du col qui accompagnent la blennorrhagie et
les chancres transmis au col. Toutefois il est juste de dire
que chez les malades syphilitiques, une irritation portée
sur le col y favorise le développement de plaques muqueuses.

La seconde cause la plus fréquente des ulcères du col
après la précédente, est le contact de pus, provenant de
l'utérus, sur la muqueuse du col ; c'est ce qui se passe pour
les ulcères qui accompagnent les écoulements utérins, le
catarrhe utérin, la métrite interne décrite par M. Nonat.
Il faut encore rattacher à cette cause les ulcères du col
entretenus par le passage du pus provenant de l'utérus,
alors que celui-ci renferme des tubercules, un polype, et
les ulcères causés par le contact de l'urine, quand existe
une fistule vésico-utérine.

Depuis longtemps les médecins ont remarqué qu'il

existait des ulcères du col dans la grossesse ; les uns y
ont vu l'exagération d'un phénomène normal, la congestion du col et des ulcérations consécutives, les autres
une coïncidence ou une complication de quelques lésions
de voisinage, telles que la vaginite, ou la persistance d'une
lésion qui préexistait ; ceci est l'opinion que M. Bernutz a
émise dans son livre touchant l'inflammation de l'utérus.

De tout ce que j'ai vu depuis que je fais le service de
l'hôpital de Lourcine, il résulte que toutes les variétés
d'ulcères peuvent être rencontrées sur le col des femmes
enceintes. Ulcère, suite de vaginite, ulcère, suite de
chancres, plaques muqueuses, ulcères des glandules,
cancer, tout a été observé. D'abord dans les deux premiers mois de la grossesse, les ulcères ne diffèrent pas des
mêmes ulcères qui se trouvent sur le col de femmes qui
ne sont pas enceintes ; plus tard, le col se congestionne,
l'ulcère repose sur une partie congestionnée, il est plus
creux ou plus saillant, suivant l'époque de son évolution,
les follicules sont plus développés et plus apparents, mais
c'est là tout.

Voici ce que j'ai pu constater, des femmes qui n'a-
vaient aucun écoulement et qui étaient devenues enceintes, avaient été abandonnées par leur amant. Elles
avaient fait une nouvelle connaissance : de ces derniers
rapports il était résulté une vaginite ou des chancres mous
multiples. En examinant les malades au spéculum, j'ai
trouvé, ici des métrites du col avec développement inac-
coutumé de papilles comme dans la vaginite granuleuse
signalée par Deville ; là il y avait des érosions du col et
des follicules rouges ulcérés, à côté des follicules distendus par du pus ; d'autres fois il existait un véritable chan-

cre mou, dont le fond était grisâtre et pulpeux. Je n'ai vu aucun ulcère spécial du col causé par la grossesse en de-hors de ceux que je viens d'énumérer.

Toutefois, comme nous avons vu dans la partie anato-mique que, au moment de l'accouchement, les follicules distendus ou œufs de Naboth se rompent, il y a à leur place des ulcérations, mais elles siégent dans le col et elles guérissent vite, comme les déchirures simples du col de l'utérus. Il n'y a de véritable ulcération que chez les ma-lades qui avaient antérieurement une inflammation ulcé-rative du col ou qui, après l'accouchement, ont eu une inflammation de l'utérus causée par un défaut de précau-tions et de soins.

A la suite de l'accouchement il y a des lésions du col, les unes durent, les autres ne durent pas, et ce sont les premières seules qui, à mon sens, doivent entrer en ligne de compte; les secondes, en effet, sont une plaie, une déchirure du col qui bourgeonne et se cicatrise assez len-tement. Il y a, on le conçoit, au moins autant de déchi-rures du col que de la fourchette, au moment du passage de la tête, et ce n'est pas peu dire, puisque presque toutes les femmes qui accouchent ont des déchirures de cette partie. Les deux lésions mettent à peu près le même temps à guérir, ce qui retarde seulement un peu la guérison du col, ce sont les congestions utérines qui accompagnent d'abord le retour des couches, puis les époques des rè-gles. Mais la guérison s'effectue généralement en six semaines ou deux mois, à moins d'un accident tel qu'un refroidissement ou un défaut de précautions, comme de de se lever trop tôt après l'accouchement ou de se livrer prématurément à l'excès ou même à l'usage du coït. Et dans ce cas, ce qui constitue l'ulcération ce n'est point tant la plaie utérine que l'irritation qui en trouble la réparation. Une métrite subaiguë, suite de couches, cause encore l'ulcération en arrêtant la cicatrisation. A l'hôpital de Lourcine, j'ai toujours vu la plaie utérine se cicatriser parce que les malades restant en général dans les salles jusqu'à leur retour de couches et prenant des injections chaudes, leur plaie est ainsi pansée, et elles ne sont point exposées à des irritations du col. Lorsqu'un ulcère du col persiste chez des malades qui ont été fatiguées, ont eu des rapports sexuels et se sont mal soignées, il devient vite fongueux; une métrite interne en est ordinairement la conséquence, parce que l'irritation n'est pas bornée au col. Puis l'ulcère se répare, mais comme il reste une leucorrhée utérine, qui est le signe de la métrite interne chronique, le col présente alors à la longue dans la première ou la deuxième année après l'accouchement, l'ulcération érythémateuse caractéristique de la métrite interne ou même des granulations.

Les ulcères, suite de couches, désignés plus haut, empruntent aux faits de l'accouchement même, un caractère un peu différent des autres ulcères, ils ont participé au gonflement général du col et ils reviennent sur eux-mêmes aussi lentement que l'utérus, ils sont œdémateux, mous, et saignent facilement, mais à la longue ils retrouvent les caractères des autres ulcérations.

A côté des ulcérations du col, suite de vaginite simple ou chancreuse, ou de métrite consécutive au traumatisme de l'accouchement, il y a d'autres ulcérations du col, des chancres mous inoculés directement ou indirectement sur le col, des plaques muqueuses du col.

Il y a enfin des ulcères causés par le cancer :

M. Boys de Loury a signalé un ulcère diphthéritique, des chancres chroniques. M. Ricord a admis un chancre induré du col de l'utérus ; mais tous ces faits ont besoin d'être confirmés par de nouvelles observations, et depuis quatre ans que j'observe à l'hôpital de Lourcine, je n'ai rien vu de semblable qui pût être considéré comme dis-tinct des autres ulcérations. Les observations sont d'ail-leurs douteuses. J'en dirai autant de l'observation de Cullerier, citée par MM. Lagneau et Duparque, ayant trait à un ulcère chronique de l'utérus qui me paraît un chancre phagédénique sur un col hypertrophié ou un cancroïde.

FORMES DES ULCÈRES.

Ceci posé, combien y a-t-il en principe d'espèces d'ul-cères du col ? Quatre, en considérant seulement la lésion anatomique : l'ulcère érythémateux, l'ulcère glandulaire, l'ulcère chancreux et la plaque muqueuse. Dans le pre-mier l'épithélium a disparu et le derme de la muqueuse est à nu. Dans le second, outre la destruction de l'épi-thélium il y a des follicules mis à nu qui s'éliminent et d'autres qui, oblitérés, forment des abcès d'abord et dont la rupture laisse ensuite une petite excavation en cupule au milieu de la surface ulcérée. Les ulcères érythéma-teux se transforment souvent en ulcères glandulaires. Mais j'ai cru devoir faire une espèce à part des ulcères glandulaires parce qu'il est des cas où les ulcérations sont précédées par des abcès glandulaires (voyez pl. II, fig. 4). L'ulcère chancreux est une espèce tout à fait

distincte. La plaque muqueuse simple ou végétante en est
une autre.

On trouve dans tous les livres traitant des maladies
utérines des ulcères fongueux et des ulcères granuleux,
ces mots représentent les états des ulcérations utérines
et non des variétés, car un quelconque des ulcères qui
constituent les variétés franches peut à un moment donné
devenir œdémateux, granuleux et fongueux.

Les ulcères scrofuleux sont encore admis comme les
ulcères scorbutiques l'étaient autrefois. J'ai vu beaucoup
de scrofuleuses à l'hôpital de Lourcine. Sans nier que la
scrofule imprime un caractère d'atonie aux ulcères, je
ne crois pas que la scrofule cause des ulcères de l'utérus
en dehors de la tuberculose utérine.

Il y a aussi de petites ulcérations du col ou plutôt des
érosions en rapport avec des lésions éruptives sur le
col, ce sont les exulcérations qui succèdent au bouton de
variole, aux vésicules d'herpès telles que les a observées
M. Bernutz ; toutes ces ulcérations sont isolées, elles ne
creusent pas d'ulcères durables, à moins qu'une nouvelle
cause d'ulcération ne vienne s'y adjoindre.

Enfin il y a un ulcère cancéreux.

Il a été parlé quelquefois d'un ulcère variqueux du
col. Cette lésion, que je n'ai pas observée, me porte à me
demander si l'ulcère n'existait pas avant les varices. Cet
ulcère, d'ailleurs, ne peut être qu'une déchirure lente à
se cicatriser, mais qui se cicatrise comme toutes les plaies
des muqueuses, et je ne doute pas que chez une femme
saine et propre cette déchirure ne guérisse rapidement.

En somme les ulcères du col peuvent donc être divisés
en trois variétés :

L'ulcération érosive à laquelle doivent être rattachées les ulcérations du col qui accompagnent la vaginite, au moins pendant la première période de l'ulcération, et les plaques muqueuses du col, qui commencent par une simple érosion du col ;

L'ulcération plus profonde intéressant les glandules et le derme de la muqueuse; ou ulcères glandulaires ;

Les chancres du col.

Quoique cette distinction soit rigoureuse, pour plus de clarté dans ce travail, j'étudierai les plaques muqueuses du col à part.

Le cancer du col de l'utérus ulcéré ne doit être traité ici que d'une façon incidente.

Ulcère érythémateux. *Exulcération.* — L'ulcère érythémateux est caractérisé par une surface d'une couleur rouge ou rouge jaunâtre, parsemée de points rouges et de traînées rouges. Toute la surface malade est plane et de niveau avec la surface de la muqueuse du col de l'utérus. Ce que l'on voit de rouge ce sont les papilles de la muqueuse ou des vaisseaux capillaires du derme.

L'ulcère érythémateux est causé par le contact du pus sur l'orifice du col, que le pus vienne de l'utérus ou qu'il occupe le vagin et couvre le col. On l'a vu encore causé par le contact de l'urine lorsque, par exemple, il y a une fistule vésico-utérine ; il est causé par la syphilis chez les sujets qui ont des rapports sexuels capables d'irriter le col. Chacune des sous-variétés de l'ulcère érythémateux a un caractère distinctif.

L'ulcère érythémateux se développe d'autant plus facilement qu'il y a déjà des érosions du col, suite d'éruptions sur le col, suite de froissement de l'utérus.

Ulcère du col, suite de la vaginite. — Lorsqu'une vaginite aiguë existe depuis plusieurs jours et qu'aucuns soins de propreté ne sont pris, si l'on examine au spéculum, on trouve la muqueuse du col rouge sombre ; le pourtour de l'orifice du col est d'une couleur rouge semblable à celle du sang. Sur cette surface rouge, on voit que l'épithélium manque, la surface rouge n'est plus luisante, on y voit une multitude de points rouges, et elle ressemble à du velours rouge. Cet état constitue l'ulcère du col dû à la vaginite. Lorsqu'il sort du liquide utérin normal, il est limpide quelquefois ; cependant lorsqu'il s'agit de femmes âgées de plus de vingt-cinq ans, il est légèrement trouble comme s'il était en partie coagulé, et il ressemble alors à de l'albumine qui commence à se coaguler. I en est de même chez les femmes qui ont abusé du coït, chez les prostituées par exemple.

Quand la maladie fait des progrès, deux phénomènes se présentent : l'ulcération creuse, elle atteint des follicules et l'inflammation remonte quelquefois dans le col, puis dans le corps de l'utérus, et elle produit une métrite interne avec ou sans pelvipéritonite. Ce sont là deux complications dont l'une seulement appartient à mon sujet, et qui sera traitée à l'occasion des complications des ulcérations.

Chez les malades enceintes, pendant les premiers mois, l'ulcère est tel qu'il vient d'être décrit. Dans les derniers mois il diffère un peu de ce qu'il est dans les premiers mois, les papilles dénudées sont plus saillantes, et comme il ne coule point de liquide utérin normal, comme le col est congestionné, le fond de l'ulcère est peu différent de couleur du reste de l'utérus, seulement les papilles sont plus apparentes.

Lorsque le mal entre dans la voie de la résolution, c'est le fond de l'ulcère qui se cicatrise d'abord ; les points rouges correspondant aux papilles dénudées per- sistent encore pendant un certain temps, et quelquefois elles forment des espèces de granulations. Les pertes blan- ches qui accompagnent l'ulcère du col se confondent avec l'écoulement purulent d'origine vaginale. Il n'y a point de douleurs.

Cet ulcère dure de deux à cinq semaines, les règles ont peu d'action sur lui, elles ne le font pas augmenter ; le repos et les soins de propreté sont capables de le guérir par leur seule action. Ce qui prolonge l'existence du mal c'est la continuité de la sécrétion du pus vaginal, qui macère le col et qui pénètre même par capillarité dans la cavité du col.

L'ulcère érythémateux de la vaginite, non soigné, se transforme en un ulcère glandulaire, il peut devenir un chancre mou lorsque du pus de chancre mou y est dé- posé. Il peut se faire que le pus ayant remonté plus haut dans le col engendre une métrite interne ; et, en même temps, il est possible que l'ulcère ayant gagné en pro- fondeur, on observe un ramollissement du col et, plus tard, une hypertrophie de cette partie.

Ulcère érythémateux symptomatique. — Il y a chez les femmes qui ont un écoulement utérin, c'est-à-dire une métrite interne chronique, une ulcération du col symptomatique de la lésion utérine. Cette lésion a été bien étudiée par Tyler Smith et M. Nonat, ces deux auteurs ont même fait la remarque que l'ulcération existait souvent sur une seule lèvre, qu'elle occupait la lèvre postérieure du col dans le cas où l'utérus était un peu en rétroversion, et la lèvre antérieure du col seulement quand l'organe était en antéversion.

Dans sa forme la plus simple l'exulcération symptomatique d'une lésion intra-utérine est une surface rouge tirant un peu sur le jaune, sur laquelle on voit quelques vaisseaux et de petites granulations (pl. III, fig. 8). La ligne de démarcation entre la partie saine du corps et l'ulcération est assez nettement dessinée. En général, on voit sortir du liquide du col de l'utérus et ce liquide est purulent. Tantôt c'est un liquide transparent mêlé à des filets de pus, tantôt, et cela c'est la règle, c'est un liquide uniformément jaunâtre ou verdâtre.

Si le col est hypertrophié l'ulcération quoique superficielle semble être creuse, et il n'est pas rare de voir sur quelques points des papilles hypertrophiées qui forment comme de petits grains, gros comme une fine tête d'épingle. C'est ce qui est décrit dans le livre de Becquerel, sous le nom d'*ulcère granuleux du col*.

Je ne saurais mieux comparer cette ulcération qu'à l'érythème des paupières chez les individus qui ont un épiphora.

On voit souvent l'ulcère symptomatique de la métrite interne dans cet état, mais il change d'aspect promptement, grâce à des cautérisations souvent intempestives qui sont appliquées sur lui. Alors le col s'hypertrophie, des follicules mis à nu par les cautérisations s'éliminent en partie et laissent à leur place une solution de continuité qui est lente à réparer, et d'autant plus difficile à combler définitivement que le passage du pus par le col entretient l'ulcération.

Cette même ulcération existe dans le cas de tubercules de l'utérus, de fistule vésico-utérine et de polypes utérins.

Dans le premier et le dernier cas l'ulcère n'a rien qui le distingue spécialement, dans le second cas la surface ulcérée est rouge brique un peu infiltrée, et le col est hypertrophié autour. Quelquefois on voit sur l'utérus et dans le vagin des pellicules grisâtres. Ce sont de minces eschares causées par le contact de l'urine, en même temps il y a à la vulve un érythème révélateur. Aussi à défaut de savoir que la malade a constaté elle-même un écoulement d'urine par la vulve, on peut, grâce à l'exulcération et aux minces eschares blanchâtres qui viennent d'être décrites, diagnostiquer une fistule vésico-utérine. L'ulcère symptomatique de la fistule vésico-utérine reste longtemps dans le même état.

Il y a des cancers du col de l'utérus sans altération cancéreuse du corps. J'en ai présenté un exemple à la Société anatomique en 1858. On pourrait croire que le liquide sortant par le col détermine une ulcération érythémateuse, il n'en est rien. De la sorte, il n'y a pas à décrire un ulcère symptomatique du cancer intra-utérin, s'il existait ce ne pourrait être, en tout cas, qu'un ulcère semblable à celui qu'on observe quand il y a des tubercules intra-utérins.

Ulcère glandulaire. — Je prends le terme ulcère glandulaire pour désigner un état ulcératif du col plus profond que l'exulcération. Dans cet ulcère, il y a une couche du derme de la muqueuse qui est intéressée, des papilles ont disparu, des glandules ont suppuré ou sont mises à nu. Il est rare que cet ulcère soit primitif, le plus souvent il est consécutif à l'ulcération érosive de la vaginite ou à des chancres du col et on le rencontre à la suite des couches chez les femmes qui avaient pendant leur grossesse une ulcération en voie de réparation : les déchirures du col pendant l'accouchement causent des plaies multiples qui participent à l'inflammation qui peut survenir, et l'ulcère devient durable parce qu'un certain nombre de glandules suppurent.

Le type de l'ulcère glandulaire primitif est celui qui résulte de la suppuration de quelques follicules, la pl. II, fig. 1 et 4, en donne deux bons spécimens. A côté des petits abcès qui sont formés dans les glandes, on voit des points rouges excavés qui sont des ulcères, succédant à l'ouverture spontanée d'un des petits abcès ou à l'élimination d'une glande.

La majeure partie des ulcères que j'ai observés à l'hôpital de Lourcine étaient des ulcères glandulaires ; les uns étaient la transformation d'exulcérations consécutives à des vaginites ; les autres la transformation d'ulcères chancreux, et la meilleure preuve que j'en puisse donner c'est que, à un instant donné, toutes les ulcérations dont j'ai produit les dessins présentent, à un moment de leur évolution, le caractère d'ulcères glandulaires : sur un fond rouge on voit des points plus rouges, d'une rougeur plus violacée, correspondant à de petites

excavations en cupule ; entre ces points creux le derme
de la muqueuse du col est rouge, un peu saillant et
comme fongueux.

Cet ulcère est celui qui est le plus souvent compliqué
de fongosités. Chez les scrofuleux il offre parfois une
coloration grisâtre.

Il est rare qu'il y ait des douleurs utérines, à moins
qu'il n'y ait métrite interne, à moins que le tissu musculaire ne soit à nu et qu'il n'y ait une métrite parenchymateuse compliquée de périmétrite.

La grossesse ne modifie pas cet ulcère, si ce n'est dans
les derniers mois; le fond de l'ulcère est alors violet, il est
boursouflé, c'est-à-dire plus œdémateux, il participe
à la congestion du col.

Cet ulcère se cicatrise de la périphérie au centre, les
excavations qui correspondent aux glandules mises à nu
persistent les dernières.

Les récidives de cet ulcère sont fréquentes, le coït, les
refroidissements en sont les causes principales, les règles
en congestionnant l'utérus retardent momentanément la
guérison.

Ulcères chancreux du col. — Les chancres du
col sont fréquents, je ne dirai pas qu'ils sont aussi nombreux que l'a affirmé M. Sirus-Pirondi. Mais j'ai vu
sur 93 malades atteintes de chancres mous multiples de
la vulve, 9 ulcérations dont l'origine ne pouvait pas être
rattachée franchement à des chancres mous du col, et
43 fois un chancre mou vrai ou un chancre mou en voie
de réparation, chez les malades au nombre de 39, qui
avaient à la fois la syphilis et des chancres mous, 12 fois

j'ai observé un chancre du col ou une trace de chancre sur le col.

Ces ulcères se présentent sous deux formes :

Le *chancre mou* franc à fond jaune grisâtre, à bords irréguliers et taillés à pic avec une légère auréole inflammatoire autour : rarement il y a un seul chancre mou, le plus souvent il y en a deux ou trois qui finissent par se réunir;

Le *chancre mou phagédénique, chancre diphthéritique* des syphiliographes. Ce dernier chancre, qui s'étend avec rapidité, a déjà été observé par moi sept fois, et je ne prends ici que les très-grands chancres, ceux dont j'ai donné deux spécimens dans les planches qui accompagnent ce travail (pl. **VI**, fig. 1 et 4). Ce sont des ulcères un peu creux, à bords taillés à pic et un peu déchiquetés, étalés sur l'utérus tuméfié; le fond de l'ulcère est jaunâtre, en plusieurs points on voit des parties rouges, des portions du tissu utérin à nu, saignant assez facilement mais en petite quantité. Le pus sécrété n'est pas très-épais, le vagin en est plus ou moins rempli, et les parois de ce conduit sont rouges et présentent quelquefois des chancres d'inoculation.

Chez les malades âgées de plus de trente ans, qui ont l'utérus hypertrophié après des couches successives, l'ulcère a un fond grisâtre, il est plus creux et ressemble beaucoup aux ulcères des jambes chez les individus qui ont un peu d'éléphantiasis, en un mot l'ulcère ressemble aux ulcères calleux.

Chez les malades scrofuleuses le fond de l'ulcère est boursouflé, et est revêtu d'une mince pellicule grisâtre. J'ai trouvé deux fois cet état, mais on rencontre toujours au pourtour de l'ulcération la muqueuse taillée à pic et irrégulièrement dentelée.

A moins de complications les malades qui ont des chancres simples du col ne s'aperçoivent pas de leur mal, et les chancres du col sont ainsi méconnus : ce ne sont pas quelques pertes blanches qui durent quelques jours qui peuvent éclairer les chirurgiens s'ils ne pratiquent pas l'examen au spéculum ; et quand il y a des chancres mous à la vulve , ce qui est apparent attire toute l'attention. On ne voit pas toujours les chancres du col à leur période d'état. Les dessins qui sont joints à ces pages montrent que, à une époque assez rapprochée de la période d'état, les chancres ressemblent aux ulcérations glandulaires. Cependant, en examinant bien, on trouve quelques caractères spéciaux qui permettent de rattacher à un chancre mou antérieur une ulcération qui est entrée dans la voie de la réparation : ainsi l'ulcère, au lieu d'avoir une forme arrondie, a une forme irrégulière, quelquefois il offre des stries disposées sous forme de rayons et des vaisseaux se dessinent dans ces stries, c'est ce que l'on voit bien sur le dessin qui se rapporte à l'observation de la fille D... (pl. VI, fig. 1). Je dois ajouter que quand des cautérisations ont été faites, le chancre mou simple ou phagédénique ressemble aux autres ulcérations du col et c'est seulement quand il y a des réinoculations partielles — les malades n'ayant aucuns rapports sexuels nouveaux — que l'on peut reconnaître la nature primitive du mal.

En effet, il est rare que les chancres mous du col soient exactement cautérisés, parfois il reste dans les lacunes de l'arbre de vie ou dans le goulot d'un follicule une ulcération chancreuse qui échappe à la cautérisation et cause des réinoculations sur la surface ulcérée en voie de réparation (voy. observation VII et pl. V, fig. 6).

Le lecteur voit que je ne distingue pas le chancre induré du col; en effet, j'ai vu des chancres mous phagédéniques et des chancres mous étendus, chez des syphilitiques. Je ne crois pas qu'il y ait sur le col des chancres indurés comme l'on en voit sur la peau ou sur les muqueuses des orifices naturels. Qu'il y ait des chancres infectants du col, je le crois, mais d'après ce que j'ai vu jusqu'ici, ils ne diffèrent pas des chancres mous. Je ne parle pas ici de l'épreuve de l'auto-inoculation, cette épreuve de diagnostic me paraît inutile, et n'est pas toujours innocente pour la malade. La planche VI, figure 4, se rapporte à une malade que j'ai observée pendant très-longtemps et qui n'a pas eu la syphilis. La planche VI, figures 1, 2 et 3, représente une lésion du col semblable à celle qui existait chez la malade précédente, et la malade a eu successivement sous mes yeux les accidents d'une syphilis grave. J'ai vu un ulcère du col dans les deux cas, sur un col congestionné, augmenté de volume, mais rien ne distinguait les ulcérations qui étaient d'un aspect parfaitement identique.

Plaques muqueuses du col. — Les plaques muqueuses sont des variétés d'ulcérations érythémateuses avec saillies des papilles du derme de la muqueuse et suintement séropurulent.

J'ai observé des plaques muqueuses du col sur des malades qui n'avaient que la syphilis sans vaginite ni chancres mous; chez des malades qui avaient la syphilis avec des chancres mous ou avec une vaginite ; voici dans quelles proportions :

Sur 69 malades qui avaient la syphilis avec une vaginite, j'ai observé 11 plaques muqueuses du col évidentes et 9 ulcérations en voie de réparation que je ne pouvais rapporter d'une façon certaine à des plaques muqueuses, à des chancres ou à des ulcères non syphilitiques du col ; l'action érosive du pus de la vaginite est encore ici très-manifeste.

Sur 39 malades qui avaient la syphilis et des chancres mous, j'ai trouvé 3 malades qui avaient des plaques muqueuses du col, 9 qui avaient un chancre mou du col, et 6 qui avaient une ulcération en voie de réparation.

Sur 346 malades syphilitiques qui n'avaient ni vaginite, ni chancres mous, 37 malades avaient des plaques muqueuses du col, et 47 avaient des ulcérations en voie de réparation sans caractère évident de plaques muqueuses, de chancre ou d'ulcération simple.

Les plaques muqueuses du col sont généralement situées autour de l'orifice du col, quelquefois elles en sont éloignées. Elles se présentent sous forme d'une surface dénudée d'épithélium rouge grisâtre ou rouge violacé, suivant que l'on examine les malades à une époque plus ou moins éloignée des règles. La plaque muqueuse hypertrophique ou végétante tire toujours sur le gris.

L'élévation de la surface ulcérée au-dessus du niveau de la muqueuse du col est le signe caractéristique. Mais il y a toujours un moyen de vérification facile à rechercher : il existe toujours, en même temps, des plaques muqueuses ou des traces de plaques muqueuses ailleurs.

Ces ulcérations spécifiques ne causent pas de pertes.

blanches assez abondantes pour attirer l'attention, elles passeraient inaperçues si l'on n'examinait pas les malades au spéculum ; ces ulcérations guérissent généralement seules, sans causer de douleurs, sans être compliquées de métrite interne.

La moindre des complications des plaques muqueuses du col est une végétation analogue à celle qui existe sur les plaques muqueuses de la vulve, un spécimen a été représenté pl. VII, fig. 9 ; chez la malade sur laquelle le dessin a été pris, une plaque muqueuse franche existait, et c'est trois mois après la guérison de la plaque muqueuse que les végétations se sont montrées en même temps qu'une récidive de plaques muqueuses à la vulve.

Pendant la période de guérison, les plaques muqueuses du col passent par les mêmes phases que les autres ulcérations, il y a un moment où elles sont représentées par une surface rouge sur laquelle existe un pointillé rouge plus foncé.

Quelquefois cependant il se développe des granulations isolées à la place de la plaque muqueuse. Ce sont des papilles isolées qui forment une saillie rouge vif. Les petites plaques muqueuses qui ne sont pas cautérisées présentent parfois cette terminaison. Mais on ne saurait faire d'une semblable lésion un attribut des plaques muqueuses, puisque la vaginite chronique entraîne avec elle un développement de granulations semblables, même sur le col.

Ulcère cancéreux du col. — Quand le cancer utérin cause des pertes rouges, il est déjà très-développé ; il y a une induration du col ou des végétations cancéreuses très-étendues. A ce moment, l'examen au spéculum révèle l'existence d'une tumeur ulcérée dont le toucher fait mieux apprécier cependant l'étendue.

Quelquefois, alors que les malades se plaignent seulement de pertes blanches un peu roses et de règles prolongées, puis de douleurs de reins; si l'on examine avec le spéculum on trouve une ulcération cancéreuse au début ou une ulcération plus avancée (pl. I, fig. 6).

Ce qui caractérise l'ulcération cancéreuse, c'est le pourtour de l'ulcère, l'utérus est mamelonné, violacé par place et rouge ocreux dans d'autres, le spéculum déchire facilement une des lèvres de l'ulcère et il coule du sang rouge vermeil en abondance (pl. I, fig. 6). Sur cette figure on voit, en outre, une lésion qui n'est pas extrêmement rare, c'est un petit abcès folliculaire.

Plus tard l'ulcère offre des bords plus creux, il saigne encore très-facilement, mais on voit des petits caillots infiltrés dans le fond de l'ulcère, et des lambeaux blanchâtres se détachant du fond et des bords de l'ulcère : c'est le commencement de la destruction du col par la gangrène cancéreuse (pl. I, fig. 5).

Cet état du col est caractéristique, mais on n'a pas besoin de le constater pour diagnostiquer le cancer. Le toucher seul suffit : un col dur et qui se déchire quand on presse sur l'orifice utérin avec le doigt, est cancéreux.

SIGNES.

Les ulcères du col de l'utérus, dans l'immense majorité des cas, ne donnent lieu à aucun symptôme spécial capable de révéler leur présence.

Ce n'est pas exclusivement parce qu'une malade perd du muco-pus ou du pus verdâtre ou grisâtre, que l'on est en droit de dire qu'il y a ulcère du col. Ce n'est pas parce qu'elle souffre dans le bas-ventre et dans les reins que l'on peut établir le diagnostic ulcère. En principe même on peut dire que lorsqu'un ulcère ne remonte pas très-haut dans le col, et que le col n'est point ramolli, les ulcères du col ne sont accompagnés d'aucune douleur. Des pertes blanches ne sont pas toujours un indice certain, car quand il y a une vaginite ou une métrite interne, la perte blanche est le fait de la vaginite ou de la métrite plus que de l'ulcère du col.

Le toucher et l'examen au spéculum font découvrir des ulcères du col inattendus. Le toucher permet de constater un léger ramollissement du pourtour de l'orifice du col. L'examen au spéculum révèle un des états qui ont été indiqués à propos des variétés d'ulcérations. Les gynécologues parlent de douleurs utérines, d'un état général, d'une sorte de cachexie ; ce qui est vrai pour l'ulcération cancéreuse de l'utérus ne l'est pas pourtant pour les ulcères érythémateux, les ulcères glandulaires, les chancres et les plaques muqueuses. Tous ces ulcères existent chez des femmes qui ont toutes les apparences de la santé et qui n'accusent, dans la grande majorité des cas, aucune douleur. Ce qui cause cette divergence d'opinion entre les observateurs c'est l'interprétation des faits, les ulcères compliqués et les ulcères symptomatiques causent des douleurs, les premiers parce qu'ils ont été suivis de métrite, les seconds parce que l'on met sur leur compte la douleur et l'épuisement, qui sont le fait de la métrite interne chronique qui entretient l'ulcère.

La suppuration qui s'écoule des ulcères du col et sort par le vagin est variable : tantôt, c'est du pus jaune, tantôt du pus séreux, tantôt un pus albumineux visqueux qui n'est autre qu'un mélange de pus avec le liquide utérin normal.

Il est très-rare que les ulcères du col non compliqués donnent naissance à un écoulement sanguin, ou qu'ils causent des règles prolongées. Les ulcères cancéreux déjà anciens, au contraire, causent des hémorrhagies, et cela devient, pour ainsi dire, un signe caractéristique.

Les ulcérations du col de l'utérus, exemptes de complications, ont une marche naturelle que j'ai pu suivre à l'hôpital de Lourcine, sur des malades que j'ai conservées dans mon service quatre, cinq et six mois. Sous l'influence d'injections d'eau et d'alun et du repos, les ulcérations érythémateuses de la vaginite se recouvrent d'épithélium, dès que le pus de la vaginite est tari, il reste un peu de rougeur de l'orifice et cela dans l'espace de trois à six semaines. Les chancres gagnent la surface du col et s'étendent plus ou moins. Il en est cependant qui guérissent ; le fond de l'ulcère se remplit de bourgeons charnus un peu œdémateux, les bords s'affaissent, la portion musculaire du col a résisté à l'envahissement du chancre, et la cicatrisation peut se faire de la sorte. L'observation de la fille D... (pl. VII, fig. 1, 2 et 3) est un exemple de ce mode de guérison. Mais pour arriver à guérison complète, dans ces cas, il faut de longs mois.

L'ulcère glandulaire qui est souvent une transformation des ulcères précédents, est un de ceux qui mettent le plus de temps à guérir, mais ils guérissent encore, de même que les autres ulcères. Il se passe ici les mêmes phé-

nomènes que pour la blépharite glandulaire, le mal passe
à l'état chronique si l'on n'y porte remède. Cependant le
repos de l'utérus, les injections répétées seules peuvent
permettre la guérison de l'ulcère. Alors on voit les parties de l'utérus où il n'y a point de follicules malades se
couvrir d'épithélium, et peu à peu les points correspondant aux follicules malades se recouvrent à leur tour
d'épithélium.

Mais la majorité des ulcères du col durent et se com-
pliquent parce que les malades ne prennent point un
repos suffisant, parce que les soins de propreté ne sont
point rigoureusement observés, parce que des excès, des
refroidissements, rendent la cicatrisation difficile et souvent parce qu'une grossesse existe en même temps que
l'ulcération.

Ce qui cause en effet dans la majeure partie des cas
la chronicité des ulcères, ce sont les refroidissements,
les règles troublées par des écarts de régime ou un défaut de précaution ; pour exemple il me suffira de citer
ce qui se passe à l'hôpital de Lourcine : l'hiver les ulcères
du col présentent des rechutes et des récidives, les malades, pauvres la plupart, et n'ayant pas de chaussures
(l'uniforme de l'administration malgré mes demandes
répétées ne comporte pas la chaussure), vont dans les
cours presque nu-pieds, et en hiver je vois des règles
arrêtées, des métrites, très-fréquemment, tandis qu'en
été ces accidents sont fort rares. En ville, chez des malades dont l'ulcère est amélioré, en voie de guérison, il y
a des rechutes dès que les malades cessent d'observer la
continence et quand elles négligent de se prémunir contre
les refroidissements.

Sur la planche III sont réunies les observations de trois malades dont le mal a eu une origine semblable, et qui étaient dans la première, dans la troisième et dans la sixième année de leur maladie, la première malade avait 19 ans, la seconde 27 ans et la troisième 35. Ces trois faits représentent tout ce qui peut se passer dans les cas où il y a une ulcération du col propagée à la cavité du col. Après des rechutes, des récidives, dues la plupart du temps à un défaut de précaution, les malades arrivent à la métrite interne chronique ou ˙leucorrhée utérine avec ulcération érosive du col et granulations disséminées. Tantôt les malades, avant d'arriver à la dernière période, ont été traitées, tantôt elles ne l'ont pas été ; dans le premier cas il faut attribuer les rechutes à un défaut de précautions après le traitement. Il se passe ici ce qui a lieu pour les ulcères des jambes, si après leur fermeture les malades n'ont pas soin d'éviter les chocs, les marches forcées, et s'ils ne portent point un bas élastique ou un appareil protecteur pendant plusieurs mois, une récidive apparaît et elle est presque toujours plus grave que la première atteinte.

COMPLICATIONS DES ULCÈRES DU COL.

Les ulcères simples, vénériens et syphilitiques du col de l'utérus, sont sujets à présenter les mêmes complications. Tous ces ulcères, en effet, avant d'arriver à guérison, passent par des phases communes pendant lesquelles l'état de la muqueuse est le même, et cela se voit bien sur les planches annexées à ce livre (pl. II, fig. 6; pl. III, fig. 4; pl. IV, fig. 5; pl. V, fig. 3; pl. VI, fig. 6), pendant lesquelles une cause extérieure, des écarts de régime et de mauvais pansements peuvent agir d'une même façon sur la nutrition du col, sur la réparation de l'ulcère et sur sa cicatrisation. Mais en dehors de ces complications il en est une autre qui est également commune à presque toutes les ulcérations de l'utérus c'est la propagation à la cavité de l'utérus. Cette marche ascensionnelle de l'ulcération est surtout manifeste dans l'ulcère chancreux du col et dans les cas de vaginite aiguë avec ulcération du col, c'est-à-dire dans les ulcères dus à une inoculation d'un virus. — Je ne parle pas de l'ulcère cancéreux que je cite pour mémoire et dont on connaît la marche envahissante. — Cette complication n'est annoncée par aucun symptôme grave, lorsque le mal ne remonte pas très-haut et lorsqu'il n'atteint que la muqueuse. Seulement à la moindre fatigue on voit apparaître des douleurs utérines, des douleurs dans le bas-ventre et dans les régions iliaques; les malades souffrent, plus ou moins fortement, mais elles souffrent; les règles sont annoncées par des douleurs, et il n'est pas rare que l'époque menstruelle soit troublée. Tantôt les règles coulent à peine et les douleurs sont d'autant plus violentes, tantôt les règles sont abondantes, il y a une perte; cette différence tient à plusieurs causes. Lorsqu'un chancre remonte dans le col, il y a souvent une perte à l'époque cataméniale, tandis que, lorsqu'il y a une propagation de l'inflammation à la muqueuse utérine, les règles sont troublées et le sang ne coule qu'en très-petite quantité. La constitution des sujets favorise d'ailleurs singulièrement les pertes; les femmes chloro-anémiques ou dyspeptiques ont des pertes. Les femmes qui ont un bon tempérament sont celles qui échappent le plus facilement à ces accidents aux époques des règles. Chez les femmes qui ont eu des enfants et dont le col est élargi, la propagation est plus facile, et le mal remonte plus haut.

L'hiver, les accidents douloureux sont plus fréquents.

Les complications communes aux ulcérations du col sont encore l'état fongueux, c'est ce qui est appelé l'ulcère fongueux du col de l'utérus, les granulations du col. Ces deux lésions existent ainsi que la précédente c'est-à-dire la métrite interne, avec ou sans hypertrophie du col.

Il y a des complications propres aux lésions vénériennes et syphilitiques. Ainsi le chancre peut devenir phagédénique et plus tard les chancres et les plaques muqueuses peuvent être compliqués de végétations sur le col.

Ulcère compliqué de métrite interne. — A. Lorsqu'une exulcération, suite de vaginite, existe, la même cause qui l'a produite agit sur la cavité du col. Le pus pénètre par capillarité dans le col et y détermine une inflammation superficielle, de même que le pus de la vaginite entre par capillarité dans l'urèthre, et cause une rougeur de la partie antérieure de l'urèthre. A ce moment lorsqu'on examine au spéculum on voit quelques filets de pus qui s'écoulent avec le liquide (pl. III, fig. 1). Mais à ce degré il n'y a pas encore métrite interne ainsi que, toujours par comparaison, il n'y a pas encore uréthrite, quand la partie antérieure de l'urèthre est rouge et contient du pus. Mais bientôt arrivent deux ordres de symptômes, les uns sont des phénomènes douloureux révélant une inflammation de l'utérus et de ses annexes, et sont carac=

térisés par les particularités désignées sous le nom de signes rationnels de pelvi-péritonite, de métrite ou d'ovarite (1), les autres sont une douleur limitée à l'utérus et un ramollissement du col, prélude d'une hypertrophie.

En général, dans le premier cas, il ne coule presque rien du col, pendant les premiers moments de l'inflammation, mais dans les cinq jours on voit apparaître un écoulement utérin purulent, constitué par du pus bien mélangé avec le liquide utérin normal : cet état est décrit sous le nom de blennorrhagie utérine. M. Cullerier en a représenté un bel exemple dans son traité des affections vénériennes. L'ulcère du col ne change pas d'aspect, il est limité au pourtour de l'orifice utérin et est quelquefois peu appréciable, surtout chez les femmes qui n'ont pas eu d'enfants. Dans la seconde condition l'ulcère du col s'agrandit, il se boursoufle, il y a des stries disposées autour de l'utérus sous forme de rayons, le col est violacé, mou, ce que l'on constate en le touchant avec une sonde mousse ; en même temps il y a des douleurs dans le bas-ventre et les aines, du ténesme vésical. Les règles se transforment en véritables pertes et leur approche est annoncée par un redoublement de douleurs, les pertes blanches renferment un peu de sang.

Les métrites internes, qui accompagnent les ulcères du col, sont sujettes à récidives et à rechutes au moindre refroidissement, elles reparaissent avec la même intensité qu'à leur début. Le coït cause aussi des récidives. Les malades que j'ai vues sortir de l'hôpital guéries reve-

____

(1) Quoi qu'en aient dit M. Bennett Aran et M. Gallard, cette dernière maladie me paraît fort rare d'après ce que j'ai observé à l'hôpital de Lourcine.

naient quelques jours après avec des douleurs vives, et elles avaient été prises subitement après des rapports sexuels.

Il y a chez les femmes d'un certain âge des leucorrhées utérines qui ne reconnaissent pas d'autres causes, et souvent ce sont des cautérisations intempestives qui donnant aux malades et au chirurgien une sécurité trompeuse, perpétuent l'ulcère du col et empêchent la métrite interne de guérir, de sorte que, après des années de mieux et de pire, de rechutes et d'amélioration, les malades finissent par avoir une leucorrhée utérine que rien ne peut plus guérir.

Pour donner ici la proportion dans laquelle sont observées les complications de métrite interne dans les cas d'ulcère du col suite de vaginite, je donnerai ici les chiffres de mon service : sur dix-sept ulcères du col chez des malades atteintes de vaginite, cinq fois il y a eu complication de métrite interne.

B. Lorsqu'il y a chancre mou du col, les choses se passent de la même manière que lorsqu'il y a ulcère du col suite de vaginite. Il est à remarquer que ce ne sont pas les plus grands chancres qui remontent le plus facilement dans le col. Ici je dois faire une réserve pour ce qui est de la propagation du chancre à la cavité utérine. Je n'ai point de fait qui m'autorise à l'affirmer d'une manière positive, mais je crois que pour qu'il y ait un chancre qui gagne la cavité utérine il faut qu'il y ait une de ces exulcérations du col qui échappent et qui préexistent. En effet, chez les trois malades dont j'ai représenté l'observation sur des figures, il y avait toutes les conditions supposables pour qu'il y ait une propagation, il n'en a rien été. Au contraire, j'ai observé des malades qui avaient en même temps que leur chancre une vaginite et qui ont eu une métrite interne. D'autres avaient des pertes blanches depuis longtemps. Chez une malade dans ces conditions âgée de vingt ans, j'ai observé un chancre intra-utérin qui était à peine visible sur le col. Mais la lèvre postérieure de cet orifice était tuméfiée, saillante comme un de ces condylomes qui existent autour des chancres de l'anus. Le liquide qui sortait de l'utérus était un mélange de liquide utérin et de pus. Le reste du col n'était pas tuméfié. La malade souffrait dans le ventre, dans les aines et les cuisses, et elle avait des maux d'estomac, une dyspepsie symptomatique à la fois de la lésion utérine et d'un état anémique prononcé qui existait avant sa lésion de l'utérus.

Voici du reste deux faits de métrite interne suite de chancres du col.

La fille M.... (Marie), vingt ans, était entrée salle Saint-Alexis, n° 18, le 17 août, avec un chancre étendu à toute la surface du col, présentant un état fongueux, elle avait en même temps des chancres mous à la vulve. Cette fille était très-fatiguée, scrofuleuse, d'ailleurs elle perdait en blanc depuis l'époque de ses premières règles. Lorsque je pus examiner la malade au retour d'une absence pendant laquelle la malade était entrée, le 26 août, elle souffrait beaucoup dans le ventre, dans les aines et les reins et avait de la fièvre. A l'examen au spéculum j'avais trouvé une ulcération fongueuse à bords déchiquetés, recouverte d'une mince pellicule grisâtre qui s'étendait à tout le col et pénétrait même dans la cavité utérine.

Une cautérisation du col avec un pinceau imbibé d'une solution de chlorure de zinc a été pratiquée et quatre injections chaudes par jour ont été prescrites, la malade est restée au lit jusqu'au 28, jour où se trouvant bien et ne perdant plus beaucoup en blanc, elle pu se lever et vaquer dans la salle. Le jeudi 30 à la suite d'un bain trop chaud et d'un refroidissement, la malade a été reprise de douleurs dans le ventre et dans les aines. Le repos au lit, les cataplasmes sur le ventre et un purgatif salin ont été administrés ainsi que les injections d'eau chaude, ce qui a diminué les douleurs ; et le 6 septembre, en présence des douleurs persistantes, j'ai cautérisé la cavité du col, soupçonnant que le chancre gagnait dans cette cavité. Une mince tige de bois entourée de charpie dans une étendue de 3 centimètres, imbibée de solution de chlorure de zinc, a été portée dans la cavité utérine à une profondeur de un centimètre et demi environ ; six injections chaudes ont été administrées tous les jours.

Le lendemain la malade allait un peu mieux ; trois jours après, les douleurs avaient disparu, les règles se passèrent bien le 14 et le 15. A l'examen au spéculum, le 16, le col était diminué de volume, le pourtour du col était rouge et ne laissait point écouler de pus véritable ; la cavité du col offrait sa dimension normale, l'état du col est exactement représenté par la planche V, fig. 4 ; c'est-à-dire qu'il était dans la période de réparation. Un tampon d'alun a été placé et gardé vingt-quatre heures.

Le 25 août la malade sort sur sa demande, elle a encore de la rougeur du col, seulement celle-ci diminue de jour en jour, et la malade doit se soumettre à l'usage hebdomadaire des tampons d'alun et aux injections chaudes quotidiennes.

Cette observation montre le chancre se propageant au col chez une malade qui perdait en blanc depuis longtemps, il est probable qu'au moment du coït infectant, la malade avait une ulcération du col liée à des pertes blanches qui a été maculée par du pus chancreux.

J'ai dans mes salles une nommée D... (Marie), qui a eu il y a dix-huit mois un écoulement utérin suite d'un chancre, probablement, lequel a provoqué un avortement à six mois, et a été traitée il y a quinze mois à l'hôpital, dans un autre service que le mien, par les préparations mercurielles et par des cautérisations profondes. Ce qui n'a pas empêché la production de douleurs violentes dans le bas-ventre et qui se sont renouvelées, au point que le chirurgien a eu recours à deux vésicatoires volants sur l'abdomen. Ce traitement a produit un soulagement marqué, mais un écoulement utérin persistait.

Lorsque la malade est entrée dans mon service, salle Saint-Alexis, n° 35, le 11 septembre, elle avait une ulcération chancreuse sur la lèvre antérieure du col et une rougeur avec congestion du col, plus un écoulement glaireux jaunâtre par le col; elle avait des douleurs violentes dans le bas-ventre et dans les aines, pour lesquelles j'ai dû faire garder le lit et pratiquer une cautérisation avec le chlorure de zinc; des injections chaudes sont renouvelées quatre fois par jour; la cicatrisation du chancre a eu lieu et était effectuée le 25 septembre. A ce moment l'écoulement utérin était moindre, le col, très-diminué de volume, était presque revenu à l'état normal; mais il coulait encore quelques filets de pus avec le liquide utérin normal.

Chez cette malade comme chez la précédente, il y a eu propagation du chancre à la cavité du col utérin et même du corps, métrite interne chancreuse, les douleurs rebelles qui ont été éprouvées et qui sont revenues en font foi.

Ce qui prouverait encore avec évidence que la métrite était bien la conséquence du chancre. C'est qu'il y a eu une réinoculation, le chancre qui existait sur la lèvre antérieure du col a été causé par du pus provenant de la cavité utérine. Au moment où j'écris ces lignes, la malade vient d'avoir une nouvelle poussée inflammatoire utérine.

Il y a cinq jours, elle avait des douleurs vives dans le bas-ventre et les cuisses, un vésicatoire a été appliqué sur l'abdomen et quatre injections très-chaudes par jour ont été données régulièrement.

A l'examen au spéculum, le col a été trouvé gros et un peu dur, le liquide utérin normal coulait et avec grande abondance, mais il ne contenait que deux minces filets de pus. Il y a eu, sans aucun doute, une métrite par refroidissement ou plutôt une rechute de métrite. La malade est sortie de l'hôpital le 20 octobre, guérie, n'ayant plus qu'une légère rougeur du col.

Cette malade avait eu autrefois un chancre du col et il lui était resté une métrite interne avec engorgement de l'utérus, et elle avait eu une récidive d'ulcère sur le col par réinoculation.

Ces observations montrent deux degrés de la métrite

interne chancreuse: dans la première, on voit la métrite commencer; dans l'autre, on voit la métrite passer à l'état chronique. On y voit de plus une réinoculation chancreuse sur le col, causée par le liquide provenant du col. (Ce sont les malades de ce genre qui sont susceptibles de donner aux hommes avec lesquels elles ont des rapports, des chancres sans que l'examen au spéculum de la femme permette d'affirmer qu'elle est malade ; on ne peut reconnaître, en effet, la métrite interne chancreuse ou blennorrhagique que quand il coule du liquide du col; s'il renferme quelques traînées de pus, on peut, diagnostiquer qu'il reste des points enflammés dans le col; mais il faut voir le liquide sortir, et comme beaucoup de femmes prennent des injections avant l'examen, on ne voit presque jamais rien.)

Les signes de la métrite interne chancreuse sont les mêmes que ceux de la vaginite suivie de blennorrhagie utérine ; seulement les inflammations des annexes de l'utérus sont plus fréquentes dans le dernier cas. L'hypertrophie de l'utérus arrive, quelquefois le col se tuméfie, il devient dur dès que l'inflammation commence à disparaître. Mais c'est six ou huit mois après que l'hypertrophie devient plus marquée, et c'est quand il reste une métrite interne chronique que l'on observe le plus souvent cette complication ; le lecteur a vu, par les observations qui précèdent, que les douleurs éprouvées par les malades semblent localisées à l'utérus, et que l'absence de fièvre un peu accusée doit faire éloigner l'idée d'un pelvi-péritonite. Les règles se transforment parfois en véritables pertes, d'autres fois elles sont moins abondantes que de coutume.

Les chancres du col, compliqués de métrite interne, sont assez rares comparativement aux métrites internes qui accompagnent l'ulcère du col dans la vaginite. Je ne les ai observés que 4 fois sur 43 chancres du col.

Lorsque chez une femme enceinte les ulcères du col existent avec la complication qui vient d'être étudiée, l'avortement ou l'accouchement avant terme, après des douleurs vives, sont inévitables, et il reste, après l'accouchement, un ulcère du col qui offre un aspect particulier et qui l'a fait considérer autrefois comme un ulcère à tort appelé l'ulcère du col, suite de couches. La planche IV, figures 1 et 2, offre un exemple remarquable de cette variété d'ulcère compliqué. On trouvera dans l'observation correspondante l'exposé des symptômes qui ont annoncé la métrite et l'avortement.

C. Les plaques muqueuses du col ne donnent pas lieu par elles-mêmes à une métrite interne : sur 51 cas de plaques muqueuses du col de l'utérus, j'ai rencontré une seule fois une métrite interne. C'était chez une malade qui avait une vaginite en même temps que des plaques muqueuses multiples. Aussi n'hésité-je pas à penser que la métrite interne était due à la vaginite et non à la plaque muqueuse.

Les complications de l'ulcère lui-même sont assez nombreuses. Ce sont les mêmes complications que les autres ulcérations du tégument ou des muqueuses, l'inflammation des parties voisines, l'état fongueux et l'exubérance de bourgeons charnus, l'hypertrophie des papilles, et en particulier, pour les ulcères syphilitiques et les chancres mous, les végétations.

Les ulcères du col peuvent être accompagnés de métrites du col. Cette partie augmente de volume, devient rouge ou rouge violacé, elle est sensible au toucher, les malades souffrent en allant à la selle, elles ont du ténesme anal ; quelquefois il y a des douleurs en urinant, et une sorte de cystite du col. La métrite du col n'existe pas avec tous les ulcères du col. Ce sont principalement les ulcères propagés à la cavité uterine qui la causent. Il ne faudrait pas toutefois prendre l'augmentation de volume du col pour un signe évident de métrite congestive, car les chancres du col devenus phagédéniques sont accompagnés d'une augmentation de volume du col sans qu'il y ait pour cela de métrite congestive. C'est ce que l'on voit planche VI, fig. 1 et 4. Il y a entre ces deux états du col, la différence qui existe entre l'œdème inflammatoire qui se montre autour d'une plaie et un phlegmon. Il est bon de ramener encore le lecteur sur ce point à la comparaison qui est naturelle entre les ulcères du col de l'utérus et toutes les autres ulcérations.

Les *fongosités* constituent la complication la plus importante des ulcères du col.

Les érosions du col ne deviennent pas fongueuses, à moins que l'ulcération n'ait creusé plus profondément et atteint la couche superficielle du derme de la muqueuse et même sa couche profonde. Les ulcérations glandulaires, surtout quand il y a complication de métrite interne, sont celles qui présentent le plus souvent cette complication.

Lorsqu'un ulcère, quelle que soit son origine, a gagné la cavité du col, et lorsqu'il y a eu ensuite une grossesse et un accouchement à terme, il est presque fatalement com‑pliqué de fongosités ; chez les malades qui se sont relevées trop tôt après l'accouchement et qui ont eu une métrite subaiguë, une périmétrite, le col ramolli s'ulcère au contact de pus provenant de l'utérus, et il y a une ulcé‑ration fongueuse. Cette ulcération est d'ailleurs entretenue plus tard par le liquide utérin sécrété en grande abon‑dance qui baigne l'ulcère et l'imbibe pour ainsi dire. Enfin, il y a les fongosités causées par le contact du pus d'une métrite interne.

Il y a plusieurs formes d'ulcères fongueux.

L'ulcère fongueux qui accompagne la métrite interne et qui en est la conséquence après que l'ulcère a été une cause de l'inflammation utérine, est révélé à l'examen au spéculum par une véritable éruption de granulations dont l'ensemble fait ressembler l'ulcère à une framboise (pl. III, fig. 6). Les granulations sont rouge sombre, elles ne saignent pas trop facilement. La lésion se prolonge assez loin dans le col. Le col est assez gros, il est dur et un peu rouge. Les malades perdent en blanc, elles éprouvent des douleurs utérines, les règles sont doulou‑reuses, quelquefois elles sont prolongées. Mais si les ma‑lades perdent beaucoup en blanc, ce n'est pas tant à l'ul‑cère que l'on doit l'attribuer qu'à la métrite interne.

Chomel, dans son article UTÉRUS du *Dictionnaire* en 30 volumes, avait bien décrit cette variété de fongosité. M. Courty a reproduit les idées de Chomel, mais ces auteurs avaient en vue non-seulement les fongosités du col de l'utérus, mais encore les fongosités intra‑utérines.

A leur début les fongosités développées sur un ulcère ne changent pas l'aspect du col ; mais à la longue cette partie se développe et une hypertrophie commence.

Il est une autre forme d'ulcération fongueuse, j'en ai donné un spécimen dans la planche IV, fig. 2 : ici les fongosités sont des masses boursouflées, œdémateuses pour ainsi dire, disposées sous forme de mamelons en forme de rayons saillants autour du col ; le fond de l'ulcère est élevé au-dessus de la surface de la muqueuse du col, le tissu est rouge violacé, saigne facilement quand on le heurte avec le spéculum. Le liquide qui s'écoule du col et de la surface de l'ulcère est blanc, limpide, et est mêlé à des filets de pus ; le col de l'utérus est gros et violacé, l'orifice utérin est largement ouvert. Ces fongosités ne sont à proprement parler que des bourgeons charnus œdémateux.

Les malades souffrent dans le bas-ventre, dans les reins, dans les aines et les cuisses sans avoir de fièvre, c'est ce que l'on appelle les douleurs utérines ; les malades perdent en rouge.

Lorsque c'est chez une femme nouvellement accouchée que cet ulcère existe, pendant les six semaines qui suivent l'accouchement on voit la malade avoir des pertes rouges ou au moins des pertes rosées, si ce n'est d'une façon continue, du moins par intervalles ; le retour de couches est pénible, douloureux, et lorsqu'on examine la femme pour la première fois, on trouve l'état représenté pl. IV, fig. 1.

Les fongosités de cette nature sont une sorte d'œdème de la surface bourgeonnante de l'ulcère avec développement vasculaire. Ces fongosités se transforment à la longue en fongosités de l'espèce suivante et qui sont des plus rebelles.

L'utérus revient peu à peu sur lui-même, il reprend sa coloration rose ; mais le pourtour de l'orifice du col est constitué par une surface rouge-brique, un peu saillante au-dessus du niveau de la surface du col, finement granulée, ne saignant pas facilement. Le liquide utérin coule limpide et est mêlé à des filets de nuance blanchâtre ; ce liquide empèse en quelque sorte le linge des malades ; elles souffrent au moment des règles et perdent en blanc assez abondamment après l'époque cataméniale (pl. II, fig. 5).

Cet ulcère est de tous les ulcères fongueux le plus rebelle, parce que l'ulcère est une cause d'irritation qui sollicite une hypersécrétion du liquide utérin, et celui-ci à son tour baignant sans cesse l'ulcère, le ramollit et dissout l'épithélium au fur et à mesure qu'il se forme.

Pendant le cours de la grossesse, les ulcères devenus fongueux sont un peu différents des ulcères devenus fongueux dans d'autres conditions ; les fongosités du premier genre sont plus saillantes et plus grosses que celles du second genre et sont plus violacées.

Les fongosités des ulcères du col ne guérissent pas seules ; une fois établies, elles tendent à rester stationnaires. Les pertes blanches fatiguent les malades, le coït est douloureux et les règles sont troublées ; tantôt elles sont abrégées, tantôt elles sont prolongées.

Il y a un état des ulcères du col qui est un phénomène normal de la réparation : c'est un bourgeonnement un peu granuleux, au milieu duquel on aperçoit des points plus rouges ; c'est le commencement de la guérison de l'ulcère, et l'on croit quelquefois, à tort, que c'est un ulcère fongueux, parce que l'on prend les points rouges pour des granulations, tandis que ce sont de petites excavations correspondant à des glandules mises à nu. Plus on cautérise, plus cet état persiste, puisqu'il faut que l'ulcération passe par cet état avant de guérir.

Lorsque l'ulcère du col est fongueux, ou lorsqu'il y a complication de métrite interne depuis longtemps, il arrive quelquefois que le col s'hypertrophie : il est congestionné, violacé et un peu dur et douloureux. C'est, en général, l'hiver et dans les temps froids, lorsqu'il y a eu des refroidissements, que cette complication se présente. Elle n'a rien de grave en elle-même, et c'est seulement la répétition de cette congestion qui amène l'hypertrophie durable. La lésion élémentaire est une inflammation congestive dans le tissu musculaire, dans les espaces où il y a du tissu conjonctif; il y a, en un mot, une métrite parenchymateuse.

Granulations. — Les ulcères du col peuvent être compliqués par la production de *granulations* sur le col. Cette lésion est simplement une hypertrophie papillaire dans laquelle la papille hypertrophiée turgescente ne se recouvre pas d'épithélium et cause un écoulement de pus perpétuel.

Il y a sur le col des granulations tout à fait semblables à celles qui existent dans la vaginite granuleuse signalée par Deville.

Deux sortes d'ulcérations surtout pésentent cette complication : ce sont les ulcérations érythémateuses de la vaginite et de la métrite interne chronique (pl. III, fig. 8). Sur le fond d'une exulcération rouge ou rosée, on voit des points rouges vifs en saillie; quelquefois elles sont d'un rouge grisâtre : plus les malades sont jeunes, plus la coloration est rouge.

Les planches que Becquerel a adjointes à son Traité des maladies de l'utérus ont presque toutes trait à des granulations développées sur des ulcères anciens du col. Il ressort de l'étude de ces planches, qu'il s'agissait de maladies très-anciennes du col avec hypertrophie de cette partie.

Je n'ai point vu souvent, chez mes malades de Lourcine, de ces granulations isolées, sur une surface ulcérée. Dans les cas de vaginite granuleuse, j'ai observé quelquefois des granulations disséminées sur le col, mais je n'ai point vu la complication de granulations se développer sous mes yeux. Il est vrai de dire que dans la grande majorité des cas, j'ai vu des maladies utérines à leur début, et que quand j'ai vu des métrites internes anciennes avec ulcération du col, le traitement améliorait assez vite la métrite pour que l'ulcère ne fût point compliqué de granulations.

Les ulcères avec granulations que j'ai observés, existaient chez des malades atteintes depuis longtemps de métrite interne, ou qui avaient encore une vaginite granuleuse.

Il est rare que des granulations sur les ulcères du col existent seules sans qu'il y ait de lésions utérines, et il est commun que le col soit hypertrophié, et qu'il y ait une leucorrhée utérine rebelle et ancienne. Ce qu'il y a de remarquable d'ailleurs, c'est que quand il y a des granulations sur l'ulcère, il y en a souvent sur la partie saine de la muqueuse du col et même sur le vagin, principalement sur les points où le col, placé en antéversion ou en rétroversion, est en contact avec la muqueuse vaginale.

Les ulcères chancreux du col et les plaques muqueuses du col sont quelquefois compliqués de végétations ; dans l'un et l'autre cas, l'aspect de la lésion est le même : on voit une masse blanche saillante de 3 à 6 millimètres au-dessus du niveau du col, présentant de petites saillies multiples qui font ressembler la végétation trait pour trait à une végétation de la vulve, à cette petite différence près que le développement des villosités de la végétation du col est beaucoup moins considérable ; le grain est pour ainsi dire plus fin. Les malades ne souffrent pas, elles ne perdent pas notablement en blanc, et la plupart du temps elles ne se doutent pas qu'elles ont quelque lésion utérine. Ces végétations restent pendant longtemps stationnaires (pl. VII, fig. 8 et 9).

Enfin, lorsqu'il y a un ulcère du col, quelle que soit son origine, mais particulièrement quand il y a chancre mou du col, il arrive quelquefois qu'il y ait une exulcération sur le vagin au point où celui-ci est en contact avec le col.

Il est une dernière complication des ulcères que je dois mentionner ici. Ce n'est plus par le fait de l'ulcère, par le fait de la constitution de la malade, des excès auxquels cette dernière se livre et des accidents auxquels elle est exposée, que l'ulcère est compliqué ; c'est le traitement employé qui doit être accusé.

Les cautérisations répétées, intempestives, banalement appliquées sur les ulcérations, causent une variété de callosités des ulcères du col. Voici dans quel état se présente le mal : les bords de l'ulcère sont durs, nettement arrêtés et comme recourbés en dedans; le fond de l'ulcère est rouge, il présente de petites bosselures qui sont des bourgeons charnus développés aux dépens du tissu musculaire de l'utérus. La cavité du col est agrandie (les cautérisations, en effet, ne respectent point la cavité du col), le col est gros, dur et violacé, les malades souffrent de douleurs utérines, elles sont pâles et fatiguées; le plus souvent il y a une métrite interne, car ce sont les ulcères de la métrite interne qui sont le plus ordinairement malencontreusement cautérisés.

On se rend bien compte de cette lésion dans le cas d'ulcères fongueux cautérisés deux ou trois fois par semaine; il y a là la marque d'une cicatrisation qui tend à s'effectuer autour d'un point cautérisé outre mesure, et qui, depuis des mois, présente les alternatives d'une production de bourgeons charnus et de sphacèles causés par les caustiques. Lorsque, par une cause ou par une autre, les malades cessent d'être cautérisées, la cicatrisation se fait, et il n'est pas rare qu'il en résulte un rétrécissement du col.

PRONOSTIC.

Le pronostic des ulcères du col ressort de tout ce qui vient d'être dit, et il a été fait à propos de chaque ulcération et des complications des ulcérations.

En général les ulcérations profondes sont celles qui

durent le plus, et, parmi celles-ci, celles dont l'évolution a été retardée par une grossesse sont les plus rebelles. Les ulcérations superficielles de la vaginite offrent une gravité passagère très-grande; elles sont susceptibles de provoquer une inflammation qui s'étend à l'utérus et jusqu'aux annexes de l'utérus.

Les ulcérations du col dues au passage du pus sur le col ont la gravité du mal qui siége dans l'utérus.

Les ulcérations syphilitiques ou plaques muqueuses sont les moins graves entre toutes les ulcérations du col.

Les chancres du col simples ont peu de gravité; les chancres qui remontent dans le col, qui causent une métrite interne, sont choses plus graves. Les chancres phagédéniques ne sont pas aussi redoutables qu'on pourrait le penser, puisqu'ils peuvent s'arrêter seuls, le repos et les soins de propreté aidant. Ajoutons qu'une seule cautérisation en a souvent raison.

J'ai déjà rappelé les opinions des médecins et chirurgiens qui m'ont précédé à l'hôpital de Lourcine, relativement à la fréquence et à la bénignité de la majeure partie des ulcères du col. Cela est on ne peut plus vrai. Mais chez les femmes plus âgées que nos malades de Lourcine, les mêmes ulcères que nous avons vus débuter chez les jeunes femmes après des rechutes, après des récidives, après des cautérisations, après des excès dus aux nécessités de la vie, à celles du mariage, l'ulcère change de caractère; presque toujours le col s'hypertrophie, sa vitalité est modifiée et les ulcères deviennent plus rebelles pour deux motifs; le premier, c'est que l'utérus est plus vieux; le second, c'est que les malades ne veulent ou ne peuvent s'astreindre à un repos auquel il est plus facile de soumettre les malades plus jeunes, et auxquelles leur position permet sans inconvénients de passer trois mois et six mois dans un hôpital.

Le pronostic des ulcères cancéreux du col est le pronostic du cancer.

OBSERVATIONS

OBSERVATION I.

RETRÉCISSEMENT DU COL SUITE DE CAUTÉRISATIONS.

R... (Marie), vingt-quatre ans, salle Saint-Alexis, n° 8, entrée le 26 juin 1869, avait des chancres mous de la vulve et un bubon suppuré.

En examinant la malade au spéculum, on trouve un orifice utérin très-rétréci, régulier, et qui n'admettait pas l'introduction de la pointe de la sonde utérine ; tout autour du col existait une surface blanchâtre un peu déprimée, lisse, une véritable cicatrice. (Pl. V, fig. 8.)

Cette malade avait eu, un an auparavant, des pertes blanches qu'elle ne rattachait pas à une vaginite et qui n'avaient point succédé à une couche ; la malade n'avait jamais eu d'enfants et n'avait point fait de fausse couche. Il y a cinq mois, cette fille avait été traitée en ville, et avait été cautérisée avec le crayon de nitrate d'argent pendant trois mois, deux à trois fois par semaine.

La malade ne souffrait pas ; seulement, au moment de ses règles, elle avait quelques coliques.

Voilà un exemple de rétrécissement cicatriciel du col dû à des cautérisations répétées. La muqueuse est détruite à une assez grande profondeur. Ce qu'il y a de particulier dans ce fait, c'est la rapidité avec laquelle la cicatrice s'est produite ; d'ordinaire, les rétrécissements du col ne se produisent que deux ans environ après le traitement ; c'est du moins l'avis de la majorité des chirurgiens.

OBSERVATION II.

MÉTRITE FOLLICULAIRE. ABCÈS DES FOLLICULES.

La planche II, figures 1, 2 et 3 représente l'utérus d'une malade qui est venue à la consultation de l'hôpital de Lourcine. Agée de soixante et un ans, ayant eu plusieurs enfants, et ayant cessé d'être réglée à cinquante-deux ans, cette femme avait encore des rapports avec un homme qui était plus jeune qu'elle. Depuis six semaines, elle se plaignait de démangeaisons et de cuissons à la vulve, et elle perdait en blanc. Depuis plusieurs années, elle avait de temps en temps de ces cuissons.

Le 9 janvier 1869, à l'examen, je trouve une vulvite et une vaginite ; la muqueuse du vagin et de la vulve est jaune rougeâtre. Il y a un écoulement de pus jaune-grisâtre.

Le col est gros, violacé, dur, et est tacheté de points blancs tirant un peu sur le jaune ; ces lésions ressemblent à des boutons d'acné suppurés, et ont le volume moyen d'une grosse tête d'épingle ; il y en a dix. A côté de ces points blancs qui forment une légère saillie, il y a des points rouges formant, au contraire, des creux (fig. 1). Je diagnostique une métrite du col avec suppuration des follicules glandulaires. Je perce avec un bistouri pointu les plus gros abcès folliculaires : il sort un pus jaune filant. Deux injections chaudes par jour, un bain, et je prescris à la malade de cesser les rapprochements sexuels.

Le samedi suivant, 16 janvier, la malade revient à la consultation : la vulvite est guérie, la vaginite est amendée. Le col est diminué de volume ; il y a encore des abcès folliculaires et une ulcération existe à la place de chacun des abcès ouverts. Cette ulcération a la forme d'une petite cupule et est lisse (pl. II, fig. 2). Même traitement.

Le 1er février 1869, la malade revient à la consultation : les petits ulcères du col qui n'avaient pas été ouverts n'ont pas augmenté. A la place de ceux qui ont été incisés, on voit une petite plaie rouge de niveau avec la surface du col ; le col est d'ailleurs très-diminué de volume (pl. II, fig. 3).

La vulvite et la vaginite sont guéries. A partir de ce moment, la

malade, qui disait ne plus souffrir, a cessé de venir à la consultation.

Je joins à cette observation deux autres faits observés
à la consultation.

La figure 4, planche II, représente un col de l'utérus sur lequel
on peut observer les mêmes lésions que celles qui viennent d'être
décrites, à cela près que les abcès folliculaires sont moins nombreux, le col est aussi plus vascularisé, les lèvres du col sont ra-
mollies, violacées ; il y a quelques pointsrouges qui semblent être
des ulcères cicatrisés consécutifs à la rupture spontanée d'un des
petits abcès du col.

La malade chez laquelle cette lésion a été observée avait trente
ans, elle était mariée depuis cinq ans avec un mari plus jeune
qu'elle, et elle disait avoir deux fois par jour des rapports avec son
mari ; elle se plaignait de souffrir dans le bas-ventre, de perdre en
blanc au moment de ses époques, et depuis six mois elle disait souffrir pendant les rapports conjugaux ; elle n'avait jamais eu d'écoulement capable de faire supposer une vaginite ; la relation entre les
excès de coït et la lésion du col est ici évidente, et je rapproche
ce fait de la lésion observée chez la vieille femme dont il a été question plus haut.

J'ai eu aussi dans mon service une malade syphilitique qui avait
en même temps, et sans qu'elle accusât de souffrances du col de
l'utérus, un kyste du col dont le dessin est représenté pl. II, fig. 8,
et qui s'était développé dans un follicule ; le kyste a été ouvert largement le 26 juillet, il a donné issue à un liquide filant renfermant
du pus, et il est resté une fente linéaire qui s'est réparée rapidement sans former d'ulcère durable (pl. II, fig. 9). Des injections d'eau
chaude quotidiennes ont été faites. La plaie était cicatrisée le
24 août. Cette malade, H... Laurentine, n° 19, salle Saint-Bruno,
était âgée de quarante et un ans et avait eu plusieurs enfants.

OBSERVATION III.

ULCÈRE SUITE DE MÉTRITE APRÈS LA COUCHE.

La nommée F... (Victorine), domestique, âgée de vingt-cinq ans,
s'est présentée à ma consultation le 20 août 1868 ; elle disait perdre en
blanc depuis deux ans et demi. Accouchée à cette époque, elle
s'était levée le troisième jour de son accouchement et avait été laver du linge à la rivière. Cette fille a nourri son enfant et n'a jamais
eu ses règles pendant l'allaitement, seulement elle perdait abondamment en blanc et quelquefois en rouge quand elle avait fait
de longues marches ; depuis qu'elle a cessé de nourrir, elle a toujours souffert au moment de ses règles. A l'examen au spéculum,
on trouve le col un peu gros, d'un blanc rose, tel que l'on voit les
cols hypertrophiés. Sur les deux lèvres du col, il y a une surface
rouge un peu jaunâtre, couleur d'ocre, formée par des saillies un
peu boursouflées, rayonnées autour du col et semblables aux saillies du velours (pl. II, fig. 5). Il coulait du col, en très-grande abondance, un liquide utérin normal mêlé d'un peu de pus. Cette malade n'avait pas eu de rapports sexuels depuis ceux qu'avait suivis
sa grossesse, il y a trois ans.

Soumise à une légère cautérisation avec la solution de chlorure
de zinc et aux injections chaudes, la malade se trouva mieux, per-
dit un peu moins en blanc.

Un mois après, la malade, qui ne se soignait pas bien, était dans
le même état, sauf que son ulcère était rouge vif au lieu d'être
jaunâtre, et que l'état granuleux avait disparu (pl. II, fig. 6). Un
tampon d'alun est placé et dés injections doivent être faites tous les
jours avec de l'eau et de l'alun ; les injections devaient être prises
chaudes. Sans doute la malade s'est trouvée améliorée par ce traitement, car pendant sept mois je ne la revis plus.

Lorsque je revis de nouveau la malade, elle se plaignait de souffrir
au moment de ses règles, elle avait des douleurs de reins et maigris-
sait, les pertes blanches étaient revenues plus abondantes ; l'ulcère
du col était revenu dans le même état où je l'avais vu six mois auparavant ; la malade se décidait enfin à suivre un traitement
régulier.

Pendant trois semaines, toutes les semaines un tampon d'alun a été placé par la malade elle-même, le tampon étant conservé vingt-quatre heures; pendant l'intervalle, des injections chaudes étaient pratiquées matin et soir. Puis pendant douze jours la malade a gardé le repos au lit ou sur un fauteuil.

Au bout de ce temps, la malade a été examinée le 6 mars 1869.

Le col était diminué de volume et blanc rosé ; il était rouge vif au niveau de l'ulcération qui s'était affaissée et était de niveau avec la surface du col ; des points rouges au niveau de glandules dénudés formaient un piqueté rouge sur le fond de l'ulcère ; au pourtour, on voyait de l'épithélium jeune (pl. II, fig. 7). Le liquide qui coule du col est devenu limpide et ne contient presque plus de pus ; à ce moment la malade pouvait être considérée comme guérie ; l'ulcère présentait les caractères de la réparation.

Le 20 août dernier, la malade, qui avait été passer quelque temps dans son pays, est revenue bien portante et ne perdant presque plus en blanc, les règles n'étaient plus douloureuses : c'est ce qu'elle m'a dit la dernière fois que je l'ai vue. Elle a continué ses injections régulièrement pendant les cinq derniers mois. Son état général est meilleur, elle n'est plus épuisée par ses pertes blanches. Le col n'a pu être examiné.

Cette observation est un spécimen d'ulcère du col, suite d'inflammation du col consécutive à l'accouchement, c'est-à-dire consécutive au défaut de soins après la délivrance, au moment où le repos de l'utérus est si nécessaire. On voit que, après *deux ans et demi*, l'ulcère est granuleux ou plutôt œdémateux, ce qui peut être expliqué par une sorte de macération de l'ulcération, par le liquide utérin sécrété en très-grande abondance. Les injections ne font rien ; en revanche, quatre tampons modifient rapidement l'ulcère et le font entrer dans la période de réparation définitive; le repos qui a été observé est encore un excellent adjuvant dont il ne faut pas méconnaître l'action. Ajoutons que le peu d'empressement que la malade mettait à se soigner n'a pas été pour peu dans la durée de son ulcération.

OBSERVATION IV.

ULCÈRE DU COL SUITE DE VAGINITE, FONGOSITÉS.

La nommée G... (Pauline), vingt-sept ans, entre à la salle Saint-Alexis, n° 31, le 5 octobre 1867.

Cette malade, qui a eu un enfant il y a deux ans, avait eu pendant sa grossesse une vaginite. Depuis sa grossesse elle perdait en blanc, elle avait des périodes de mieux et de pire; divers traitements avaient été appliqués: injections, cautérisations avec crayon de nitrate d'argent, mais elle n'avait jamais été guérie parce que dès qu'elle allait mieux elle cessait tout traitement et reprenait ses relations avec son amant.

A son entrée à l'hôpital, on constate que le col est violacé, qu'il s'écoule entre les lèvres du col du muco-pus mêlé au liquide utérin. Le col exploré présente une ulcération de date ancienne, le fond de l'ulcère est un peu boursouflé et l'on voit au milieu de saillies rouges des points plus creux (pl. III, fig. 4). Le ventre est douloureux à la pression, il y a du ténesme anal et vésical. La malade est tenue au lit, cataplasme sur le ventre, injections d'eau de feuilles de noyer, lavement émollient.

Ce traitement est continué pendant huit jours pendant lesquels la malade va mieux.

Le 18 octobre, cautérisation avec la solution de chlorure de zinc, même traitement.

Le 2 novembre, l'ulcération est dans le même état, mais la malade souffre moins, les règles ont manqué : elles devaient venir le 30 octobre.

Le 16 novembre, même état de l'ulcération, nouvelle cautérisation.

Le 23, le col est moins gros, l'ulcère est un peu affaissé.

Le 30 novembre, un tampon d'alun est appliqué, mêmes injections.

Le 7 décembre, l'ulcération est plus rouge, elle a diminué d'étendue, cela tient au dégorgement du col; les règles sont venues le 3 décembre ; elles ont été peu abondantes, des sinapismes ont été placés aux cuisses pour les rappeler.

Le 15 décembre, l'ulcération est diminuée mais le col est encore un peu gros ; l'ulcère est considéré comme entrant dans la période de réparation. Seulement il coulait encore quelques filets de pus avec le liquide utérin. Pendant deux mois qui suivirent, la malade perdait encore un peu en blanc, mais elle ne souffrait plus ; les règles en décembre et en janvier se sont bien passées, sauf quelques douleurs ; la malade prenait un bain sulfureux tous les quinze jours.

Le 16 février, à la suite des règles qui avaient été un peu en retard, la malade est prise tout à coup, sans doute sous l'influence d'un refroidissement, de douleurs violentes dans l'abdomen, dans les cuisses et les aines, il y a des pertes blanches plus abondantes. Cataplasmes sur le ventre, quarts de lavements avec six gouttes de laudanum, injection d'eau de morelle et pavot, sinapisme sur le ventre. Même état et même traitement jusqu'au 20, époque à laquelle la malade est soumise à l'examen au spéculum.

On trouve le col gros, violacé, l'orifice du col élargi est rouge, pointillé de points plus foncés ; il coule du col du pus mêlé à du liquide albumineux formant une masse gluante et verdâtre ; les cavités du col et du corps, explorées avec la sonde utérine, sont libres (pl. III, fig. 5).

Cautérisation intra-utérine avec le pinceau fin imbibé de solution saturée de chlorure de zinc ; même traitement moins les lavements laudanisés, repos au lit.

Le 2 mars, la suppuration est moins abondante et le liquide qui coule du col est blanc. Le lendemain, la malade éprouve quelques douleurs, elle se lève néanmoins un peu dans la journée et jours suivants.

Le 9 mars, même état, les règles ne sont pas venues : sinapismes aux cuisses. Des douleurs utérines apparaissent, le 11 mars : vésicatoire sur l'abdomen.

Le 16 mars, la suppuration a diminué mais le col est un peu gros. On voit sur la lèvre antérieure du col de grosses granulations analogues aux grains de framboise, et offrant une coloration rouge sombre : la lésion remonte dans le col. Ce sont là des fongosités utérines, il y a ulcère fongueux du col (pl. III, fig. 6).

Cautérisation avec la solution de chlorure de zinc portée avec un pinceau peu gros jusque dans la cavité du col, mêmes injections, seulement elles doivent être prises chaudes et renouvelées quatre fois par jour.

Le 23 mars, la malade se trouve mieux, elle se promène dans la salle.

Le 30 mars, l'ulcération est revenue à son état primitif, il ne coule plus de pus du col pendant l'examen; le col est moins gros, l'ulcère a un fond plat et offre des stries rougeâtres avec un pointillé rouge formé par de petites excavations. Le vagin est un peu rouge, un tampon d'alun est placé pour être laissé à demeure quarante-huit heures.

Le 6 avril, règles non douloureuses, le 9 avril pas d'écoulement blanc.

Le 14 avril, l'ulcère a diminué, est lisse ; on voit par place l'épithélium, qui se dépose sur la surface ulcérée. Le liquide qui s'écoule du col est transparent et contient quelques filets de pus. Tampon placé pour quarante-huit heures, mêmes injections. La malade qui était un peu affaiblie est mise au régime tonique : vin de quinquina 125 grammes, poudre de fer réduit 0^{gr}, 50 chaque jour.

Le 21 avril, le col revient sur lui-même, l'ulcération diminue et est réduite à presque rien ; le col est un peu rouge clair, et sur ce fond coloré on distingue encore des points rouges correspondant aux endroits où l'ulcère avait le plus creusé. Mais la malade peut être considérée comme guérie : d'ailleurs cette fille ne souffre plus, ses dernières règles se sont bien passées.

Le 2 mai, la malade sort guérie, l'ulcère est réduit à une cicatrice sur laquelle se dessinent des points rouges, le liquide utérin normal s'écoule clair et transparent (pl. III, fig. 7).

Cette observation est un exemple d'ulcère du col compliqué de métrite interne d'abord, puis de fongosités utérines; peut-être pourrait-on attribuer ces dernières à la cautérisation intra-utérine répétée, mais il faudrait aussi considérer que la malade avait une affection utérine ancienne qui avait profondément modifié la vitalité du col de l'utérus.

Les figures qui accompagnent cette observation montrent comment, chez une même malade, un ulcère peut revêtir des aspects différents suivant le moment où on l'examine. Mais je dois faire remarquer que ces trois figures offrent trois types de lésions ulcéreuses du col : l'ulcère dit granuleux, l'ulcère accompagnant la métrite interne et l'ulcère fongueux.

Enfin, il n'y a pas d'observation qui prouve mieux l'influence du repos prolongé pour le traitement des ulcères du col.

OBSERVATION V.

[ULCÈRE DU COL SUITE DE VAGINITE.

Le 19 novembre, la nommée B... Alexandrine, vingt ans, entrée à l'hôpital de Lourcine, salle Saint-Alexis, 26, n'ayant jamais eu d'enfants, présentait une récidive de vaginite apparue il y a un mois.

Cette malade se livrait à la prostitution clandestine depuis plusieurs années. Elle avait eu une vaginite et était entrée à l'hôpital de Lourcine dans un autre service ; elle avait été traitée, du 12 avril au 22 mai, par des injections d'alun et des cautérisations du vagin avec le nitrate d'argent.

Le vagin était rouge et contenait du pus crémeux jaune ; le col était un peu rouge sur ses bords, deux tampons ont été appliqués en quinze jours et laissés chacun vingt-quatre heures en place ; le repos, les grands bains, unis à ce traitement ont amélioré l'état de la malade, et celle-ci s'est hâtée de sortir de l'hôpital pour reprendre son genre de vie le 7 décembre.

Le 20 décembre, la fille B... rentre à l'hôpital, elle a encore un écoulement, mais moins abondant que la première fois ; mais il existe un petit chancre mou du méat urinaire. Le col de l'utérus était peu enflammé, il n'était point gros, seulement il était encore rouge sur ses bords ; la malade souffrait dans le bas-ventre depuis ses règles arrivées le 18 décembre. Cautérisation du chancre, de l'urèthre, avec la solution de chlorure de zinc, un tampon. Le 28 décembre, à l'examen au spéculum, le vagin est à peine rouge ; le col rouge sombre a son volume normal, mais il sort du col, mêlés au liquide utérin, des filets de pus jaunâtre (pl. III, fig. 1). A ce signe le chirurgien diagnostique une propagation de l'inflammation à la cavité du col.

Cautérisation intra-utérine avec un pinceau fin imbibé de solution de chlorure de zinc, quatre injections chaudes, repos au lit. Cataplasmes sur le ventre. Pertes blanches les jours suivants, mais les douleurs du bas-ventre ont diminué. Le 16 janvier 1868, règles, pas de douleurs. Le 20 janvier, à l'examen, on trouve une ulcération rouge avec pointillé plus foncé tout autour de l'orifice, sans que le col soit augmenté de volume ; le liquide utérin normal est légèrement trouble mais il n'y a plus de filets de pus véritable mêlé à ce liquide. (pl. III, fig. 2). Injection d'eau et d'alun chaude. Même état jusqu'au 10 février, époque où la malade ayant été dans les cours peu vêtue, a eu au moment de ses règles des douleurs vives dans le bas-ventre et qui ont cédé avec l'aide de sinapismes sur le ventre et les cuisses et d'injections chaudes.

A l'examen au spéculum, le 19 février, le liquide qui coule du col contient du muco-pus. Après que l'on a essuyé le col, on voit son orifice entouré d'une surface ulcérée un peu saillante; le col est d'ailleurs sain.

L'ulcère est touché légèrement avec un pinceau trempé dans la solution de chlorure de zinc et bien exprimé. Injections chaudes.

Le 26 février, l'ulcération est de niveau avec la surface du col.

Le 3 mars, le col est en bon état, l'ulcération a un fond rosé sur lequel on voit des points rouges (pl. III, fig. 3).

Le liquide qui sort du col est limpide, la malade ne souffre plus.

Elle sort le 7 mars, quoique le chirurgien lui eût dit que pour consolider sa guérison elle devrait rester un mois encore à l'hôpital.

Le 22 août, la fille B... rentre à l'hôpital, cette fois avec des chancres de la fourchette, un bubon suppuré et une légère vaginite, mais il n'y avait plus qu'un liséré rouge sur le col.

Sortie du service après douze jours. A peine guérie, elle a repris de nouveau ses habitudes et elle est rentrée dans mon service avec des plaques muqueuses; le col était encore guéri, mais il y avait une rougeur qui annonçait l'apparition de plaques muqueuses du col. La malade n'est restée que quelques jours dans les salles, d'où elle a été renvoyée pour inconduite.

Dans cette observation, la vaginite est évidente et les chancres du col sont douteux; des récidives, de l'inflammation vaginale, le défaut de repos, ont favorisé la propagation de l'inflammation à la cavité du col. Cette inflammation était toute superficielle, puisqu'il n'y avait pas d'engorgement du col. (Il est juste de dire que cette malade avait le col de l'utérus situé très-haut, et que ce sont en général les cols placés ainsi qui échap-

pent le mieux aux inflammations du col avec hypertrophie). La métrite interne a été révélée par l'écoulement de pus mêlé au liquide utérin normal.

Ici une seule cautérisation intra-utérine a amené l'amélioration du mal et sa guérison. Cependant, comme la
cavité du col est remplie d'excavations, il est probable
que la cicatrisation n'a pas pu s'effectuer complétement,
et au moindre refroidissement ou au moindre raproche-
ment pendant les règles une récidive était imminente.

Notons cependant que depuis le 7 mars 1868, jusqu'au
mois d'octobre de la même année, il n'y a pas eu de récidive. L'inflammation intra-utérine, ou métrite interne
limitée au col, était guérie.

OBSERVATION VI

CHANCRE DU COL PENDANT LA GROSSESSE, ULCÈRE SUITE DES COUCHES.

Th... Marie-Louise, dix-huit ans, salle Saint-Bruno, n° 36, entrée le 26 décembre 1868. Cette malade avait été déjà deux fois dans le service.

Au mois de mars 1868, elle était entrée avec une vaginite et des chancres mous à la vulve; elle avait en outre une ulcération du col en voie de cicatrisation; les ulcères avaient été cautérisés avec la solution saturée de chlorure de zinc, trois tampons avaient été placés, et la malade était sortie guérie le 30 mai. Nous avons su depuis qu'elle avait repris ses relations avec son amant, lequel avait eu des chancres mous.

Le 14 août, la malade était rentrée; cette fois elle avait des chancres mous multiples de la vulve et de l'anus et un chancre mou du col à la période d'état. Elle était en outre enceinte de deux mois et c'était sa première grossesse ; la malade souffrait dans le ventre. Les ulcères ont été cautérisés, trois tampons ont été appliqués; l'état de la malade avait été amélioré, mais le col, congestionné, était lent à se cicatriser : l'effet immédiat de la grossesse était de faire durer l'ulcération. Cependant l'ulcère avait été promptement transformé en une surface rouge un peu élevée au-dessus du niveau de la surface du col; le mal pouvait être considéré comme guéri, s'il n'y avait eu des parties blanches et des coliques répétées. Pendant la durée du traitement, la malade a eu quelques papules sur la face et des maux de gorge qui avaient fait soupçonner une syphilis.

La malade est sortie pendant huit jours au mois de décembre, et elle est rentrée le 26 décembre. A ce moment elle avait une recrudescence de douleurs et son enfant ne remuait plus; elle se plaignait en outre d'avoir une nouvelle vaginite qu'elle attribuait à la fatigue, car elle niait tout rapport avec un homme depuis qu'elle avait quitté l'hôpital.

Le chirurgien soupçonne un avortement prochain : il constate l'existence de la vaginite.

A l'examen au spéculum, il trouve le col fortement en antéversion et très-violacé, comme on le voit chez les femmes enceintes dans les six derniers mois. L'ulcère du col n'avait pas changé d'aspect depuis le dernier examen, mais le bouchon qui oblitérait le col était purulent. La malade est tenue au lit et l'on place des cataplasmes en permanence sur son ventre, des injections d'eau et d'alun tièdes faites avec une seringue à jet peu fort, deux lavements tièdes pour prévenir la constipation, sont administrés.

Malgré ce traitement, la malade a continué à ressentir des douleurs dans le bas-ventre, dans les aines. Quoiqu'elle eût encore de l'appétit elle était notablement affaiblie.

Le 10 janvier, elle accouche à huit mois d'un enfant mort, qui s'est présenté par le siége; le placenta contenait des infarctus; l'enfant ne présentait aucun signe de syphilis viscéral, mais il est évident qu'il était mort d'asphyxie, sa peau était d'ailleurs macérée, et la mort devait remonter à quelques jours. Le périnée était déchiré jusqu'au sphincter anal. Ipéca, 1 gramme, tisane de gomme, injections d'eau alcoolisée chaudes deux fois par jour, deux lavements chauds, ainsi que M. Després le pratique à l'hôpital de Lourcine pour toutes les accouchées, dans le but de panser pour ainsi dire la plaie utérine.

Après la fièvre de lait passée, la malade a été soumise au même traitement et a gardé le repos au lit pendant vingt jours afin de favoriser la guérison de la rupture du périnée. Au bout de ce temps elle se levait un peu et reprenait ses forces; elle continuait ses injections.

Pendant neuf semaines, la malade a perdu en rouge, de moins en moins il est vrai, et c'est ce qui contre-indiquait les examens au spéculum presque autant que la rupture du périnée en voie de cicatrisation. Cependant, au bout de neuf semaines, après une perte rouge franche qui correspondait au retour de couches, un examen a été fait le 11 mars; la rupture du périnée était cicatrisée.

Le col de l'utérus, gros et violet foncé, était largement entr'ouvert; les bords de l'orifice étaient boursouflés, rouges, et présentaient des mamelons rouge sang, mous, disposés comme des rayons autour du col de l'utérus (pl. IV, fig. 1). La malade souffrait un peu dans le ventre et les aines depuis ses règles : un tampon, deux injections chaudes par jour.

Le 18 mars, l'ulcère du col est moins œdémateux, il présente une coloration plus franchement rouge, d'une couleur analogue à celle du sang, la surface ulcérée est presque de niveau avec la muqueuse du col (pl. IV, fig. 2); le liquide qui s'écoule du col est clair et contient quelques filets de pus; le vagin est rempli de pus blanc crémeux peu épais. La malade dit qu'elle a perdu beaucoup en blanc cette semaine : tampon, injections chaudes.

Le 25 mars, bronchite, pas d'examen, les pertes blanches sont les mêmes, il y a encore des douleurs dans les aines.

Le 1er avril, le col a diminué de volume, l'ulcération est moins grande, elle affecte le même aspect que le 18 mars, moins les bosselures; on voit que le fond de l'ulcère est de niveau avec la surface du col, le liquide utérin contient encore du pus, le col est fermé par un tampon.

Le 8 avril, règles.

Le 15 avril, l'ulcère a diminué, il est rouge pointillé et un peu œdémateux ou fongueux les bourgeons charnus qui le constituent; semblent infiltrés; le liquide qui coule du col est limpide et contient quelques filets de pus, il sort entre les bords des lèvres du col (pl. IV, fig. 3). Tampon, injections chaudes.

Le 22 avril, l'ulcère est rouge, il offre sur son fond des points plus foncés que l'on pourrait presque compter : ce sont les follicules du col, plus lents à se réparer qui les forment (pl. IV, fig. 4).

Le 29 avril, même état; le col est encore un peu gros, mais il est moins violacé; les pertes blanches sont moins abondantes, mais elles existent toujours.

Le 5 mai, règles.

Le 12 mai, l'ulcération a diminué, elle présente encore le même aspect, mais les bords de l'ulcère deviennent moins nets, la ciatrisation se fait; même état du vagin qui est toujours violacé; les pertes blanches persistent, il est évident qu'elles viennent du vagin. Un tampon.

Le 21 mai, la cicatrisation continue, l'ulcère est une surface rouge parsemée de points rouges correspondant à des glandules; le col est refermé et son pourtour est rouge (pl. IV, fig. 5); le vagin est toujours dans le même état. Cautérisation du vagin et de culs-de-sac avec une solution de nitrate d'argent au centième.

Le 28 mai, les pertes blanches sont moins abondantes, mais il existe une nouvelle bronchite (quoique la malade n'eût aucun antécédent tuberculeux dans sa famille, le soupçon d'une tuberculisation se présentait à l'esprit); la malade est mise à l'huile de foie de morue et elle prend des bains sulfureux.

Le 5 juin, l'utérus est de nouveau examiné; la cicatrisation continue; l'ulcère est plus petit, il est rouge clair et sa coloration se rapproche de celle de la muqueuse de l'utérus. Pertes blanches moins accusées; les douleurs du bas-ventre et des cuisses qui avaient cessé depuis deux mois reparaissent : il est vrai que les règles sont prochaines.

Le 12 juin, après les règles, les douleurs ont disparu, les pertes blanches sont plus abondantes, le col de l'utérus est revenu à son volume normal, l'ulcère du col est réduit à une place rouge sur laquelle on ne voit presque plus de follicules encore à l'état de réparation. Un tampon, mêmes injections.

La malade est entrée définitivement dans une bonne période : la leucorrhée est moins abondante, l'ulcère du col est réduit à une place rouge peu distincte de la coloration du col. Il n'y a point d'écoulement utérin purulent, le liquide normal s'échappe clair et peu abondant. Le 25 août la cicatrisation est presque complète (pl. IV. fig. 6).

La malade reste encore dans les salles où elle est occupée à quelques travaux et doit partir de l'hôpital le 20 septembre; la leucorrhée pouvait être considérée comme guérie, le col était cicatrisé : la malade présente les signes rationnels de la tuberculisation pulmonaire.

Cette observation est un exemple d'ulcère suite de couches, à ne prendre que ce qui a été vu après l'accouchement : supposons en effet que cette malade n'eût pas été traitée à l'hôpital, les chancres du col eussent pu être méconnus dans les antécédents rapportés par la malade à son accoucheur. Elle ignorait, en effet, qu'elle eût des chancres mous, elle aurait tout au plus dit qu'elle perdait en blanc. Mais nous avions vu les chancres du col et nous n'avons pu méconnaître qu'il y avait, au moment où la malade est entrée à l'hôpital la dernière fois, un ulcère du col ayant engendré une métrite subaiguë, généralisée au moins à tout le col, et qui avait provoqué une altération du placenta et la mort du fœtus. Après l'accouchement et surtout avant les pansements qui ont suivi, le col reste engorgé et il offre une surface ulcérée qui pourrait être prise à première vue pour un ulcère fongueux, tandis qu'en réalité c'est une ulcération du col en voie de réparation et dont les parties bourgeonnantes sont saillantes à l'excès, et pour la guérison de laquelle un pansement méthodique suffit. Ici aucune cautérisation n'a été faite, si ce n'est celle qui a été dirigée contre la vaginite.

Les ulcérations de ce genre sont celles que l'on traite par les cautérisations au fer rouge pendant une année, et qu'on croit guérir ainsi, tandis qu'en réalité un simple pansement eût suffi en moins de temps.

Il est important de noter dans ce fait que toutes les phases de l'ulcération ressemblent aux phases des autres ulcères, à cela près qu'il n'y a pas eu de récidive chancreuse comme dans les observations de la fille C..... Théodosie et M... Zilda. Pendant la période finale de la réparation, le col a présenté cette surface rouge persemée de points plus foncés et plus creux correspondant à l'orifice des glandules du col, tout à fait comme s'il se fût agi d'une quelconque des ulcérations du col utérin un peu ancienne.

OBSERVATION VII.

CHANCRE MOU DU COL DE L'UTÉRUS.

La nommée M... Zilda, âgée de dix-huit ans, entre à l'hôpital de Lourcine, le 14 décembre 1867, salle Saint-Alexis, n° 1.

Cette fille a, depuis un an seulement, un amant avec lequel elle a eu des relations suivies pendant deux mois, puis elle est restée huit mois sans avoir de rapports avec lui. Vers les derniers jours d'octobre, de nouveaux rapports ont eu lieu. A partir de ce moment la malade a perdu en blanc un peu plus que de coutume; elle perdait, en effet, un peu avant et après ses époques.

La malade est grasse, assez fraîche, elle porte l'empreinte d'une riche santé. Elle n'a jamais été malade et n'a point eu d'enfant.

Ses règles sont venues normalement il y a huit jours : le dernier rapport sexuel a eu lieu avant les règles. La malade dit qu'elle a eu des écorchures à la vulve il y a quinze jours ou trois semaines.

Le 17 décembre, à l'examen, on trouve sur la fourchette, et dans le pli génito-crural du col gauche, des ulcérations peu profondes, à bords taillés à pic et à fond jaune grisâtre, la grande lèvre du côté gauche n'est pas aussi tuméfiée qu'à droite.

A l'examen au spéculum, on trouve, un peu de liquide blanc jaunâtre dans le vagin, qui néanmoins n'est pas rouge. Sur le col, il y a trois ulcérations réunies autour du col; ces ulcérations sont peu profondes, les bords en sont rouges, dentelés et comme taillés à pic. Le col laisse écouler un liquide clair analogue à du blanc d'œuf. Le col est gros, violacé et mou (pl. V, fig. 1). La malade ne se plaignait pas de souffrir dans le ventre; elle n'accusait de douleurs qu'aux parties externes.

Cautérisation avec le pinceau trempé dans la solution saturée de chlorure de zinc, ce qui donne immédiatement à l'ulcère une coloration blanchâtre. La malade prend les injections d'alun froides quotidiennement données à l'hôpital : cautérisation des chancres vulvaires.

Le 20, la malade est examinée; on trouve sur le col des eschares blanches se détachant de l'ulcère dont le fond est rouge et saigne assez facilement. Le col est moins violacé et moins gros (pl. V, fig. 2); mêmes injections.

Le 24, les eschares sont détachées et l'on voit sur le col une surface rouge rappelant la forme du chancre et présentant plusieurs
points plus rouges, correspondant aux points les plus creux de l'ulcération (pl. V, fig. 3). Mêmes injections, les chancres vulvaires
sont guéris. Il reste une surface en voie de réparation.

Le 31 décembre, le col est revenu à son volume normal, sa surface
rouge a peu diminué, mais son contour est de niveau avec la surface du col et n'est point boursouflé, sauf en un point (pl. V, fig. 4).

Un tampon d'alun est placé sur le col et laissé vingt-quatre heures
en place; mêmes injections.

Le 7 janvier, le col est dans le même état d'ulcération, le fond de
l'ulcère, toujours rouge, commence à pâlir à son contour.

Le 14, une rougeur du col, avec quelques points plus foncés gros
comme une petite tête d'épingle, marque la place de l'ulcération.
Pendant l'examen, il coule quelques gouttes du liquide utérin normal; le col de l'utérus offre une coloration un peu violette, cela
tient à l'état congestif qui précède les règles.

Le 21 janvier, même état: il y a des lignes blanches cicatricielles
qui interrompent le fond rouge de l'ulcération; sur ces lignes on
voit quelques vaisseaux qui rayonnent à partir de l'orifice utérin.
Mais en avant, sur la lèvre antérieure, et se prolongeant dans le col,
il y a une rougeur un peu boursouflée et qui se prolonge dans le
col. Les règles ont manqué, il y a depuis huit jours des douleurs de
tête ; sinapismes aux cuisses, mêmes injections.

Le 28, l'ulcère est rétréci, il coule du liquide utérin normal. On ne
cautérise pas parce que la malade est sous l'imminence de ses règles
et qu'on craint de faire à ce moment une cautérisation intra-utérine
(pl. V, fig. 5).

La malade reste dans le service pour être surveillée jusqu'au moment de ses règles. Pendant le mois de février la malade est soumise
aux injections chaudes; le col examiné tous les huit jours présente
le même aspect.

Le 20 février, règles.

Le 2 mars, à l'examen, on trouve sur la place où l'ulcère persistait sous forme de rougeur un peu fongueuse deux petits chancres
mous (pl. V, fig. 6), et l'ulcère offre un fond un peu plus foncé ; la
malade ne souffre pas.

Cautérisation, avec le pinceau fin imbibé de solution saturée de
chlorure de zinc, des ulcères chancreux; injections chaudes matin
et soir.

Le 17 mars, la malade est examinée, le col est cicatrisé, le liquide utérin qui s'écoule du col est normal (pl. V, fig. 7).

La malade sort guérie le 21 mars.

Cette observation offre un exemple de chancres mous simples du col que les cautérisations transforment en un ulcère simple. Ce qui fait que l'ulcère a duré, c'est d'une part la congestion utérine, de l'autre l'ulcère chancreux qui a reparu qui en sont les causes.

Ici, il faut le reconnaître, la lésion était bien limitée au col, puisqu'il n'y avait pas de douleurs utérines et pas de pertes blanches ; les phases de l'ulcération marquées dans les planches qui accompagnent cette observation montrent que pendant un mois l'ulcère chancreux du col eût pu être pris pour une ulcération simple, d'origine inflammatoire. La récidive de chancres mous était due sans doute à ce que le fond d'une glandule était resté chancreux, et que peu à peu l'ulcère a gagné sur la surface de l'ulcère du col en voie de réparation. Si le liquide utérin avait contenu du pus, il aurait été probable que la réinoculation serait venue du contact du pus écoulé d'un point chancreux de la cavité du col.

OBSERVATION VIII.

CHANCRE MOU PHAGÉDÉNIQUE DU COL DE L'UTÉRUS.

La nommée C... Théodosie, âgée de vingt-deux ans, est entrée, le 20 février 1868, salle Saint-Alexis, n° 28, accouchée à terme d'un premier enfant vivant il y a six mois. Cette fille se disait malade depuis quatre jours ; mais elle avouait qu'elle perdait en blanc depuis un mois; c'était à la suite des règles que des chancres vulvaires avaient paru, et elle n'attachait aucune importance à ses pertes blanches, parce qu'elle croyait que c'était une suite de couches.

Depuis six mois la fille C... vivait avec un amant qui était malade.

Le 22 février, à la visite, il y avait des chancres mous multiples à la vulve. A l'examen au spéculum, on trouve sur le col, notablement plus gros qu'à l'état normal, une vaste ulcération à bords taillés à pic, rouges et à fond jaunâtre présentant de distance en distance des îlots rouges (pl. VI, fig. 4); le liquide qui coule du col est transparent ; la malade ne souffre point, elle ne se doutait même pas qu'elle eût une pareille lésion. Cautérisation du chancre de la vulve avec la solution saturée de chlorure de zinc ; cautérisation du col avec la même solution portée sur le col avec un pinceau de charpie; injections alunées.

Le 5 mars, les chancres de la vulve sont cicatrisés; le chancre du col est de niveau avec la surface du col, on voit les vaisseaux qui se dessinent sur la surface ulcérée; le col, est redevenu rosé mais il est encore gros (pl. VI, fig. 5). Même état général; cautérisation nouvelle, un tampon est placé sur le col, mêmes injections.

Le 15 mars, à la suite des règles, le col est examiné : l'ulcère était rouge, présentait des points plus rouges correspondant aux glandules du col mises à nu; en haut, il y a une récidive de chancres mous que l'on reconnaît à un ulcère irrégulier dont le fond est jaunâtre et dont les bords sont taillés à pic; le col est cependant diminué de volume, mais il est un peu violacé.

Cautérisation des deux petits ulcères, mêmes injections.

Le 22 mars, les chancres récidivés sont représentés par deux places plus rouges que le fond de l'ulcère. Celui-ci est un peu élevé au-dessus de la surface du col.

Un tampon, mêmes injections.

Le 30 mars, l'ulcère est diminué, il est de niveau avec la muqueuse utérine, et l'on voit quelques points plus rouges un peu creux qui sont dispersés sur le fond rouge de l'ulcération (pl. VI, fig. 6).

Un tampon, mêmes injections.

Le 16 avril, après les règles qui, comme les précédentes, se sont passées sans souffrance, la malade est examinée.

L'utérus est bien revenu sur lui-même, l'ulcère est encore représenté par une rougeur uniforme sur laquelle l'épithélium commence à se former. Injections.

Le 26 avril, la malade est atteinte d'angine couenneuse suivie de paralysie diphthéritique du voile du palais; pendant vingt-six jours la malade n'est plus soumise à aucun traitement pour son utérus autre qu'une injection d'eau tiède par jour, excepté pendant ses règles arrivées le 16 mai.

Le 20 mai, la malade est examinée, l'utérus est bien revenu sur lui-même; la plus grande partie de la surface ulcérée est recouverte d'épithélium ; les bords de l'orifice du col seuls sont encore un peu rouges; sur le reste de l'organe on voit une plaie moins foncée que le reste du col, et qui représente la cicatrice jeune de l'ulcération (pl. VI, fig. 7).

Cette malade n'a pas eu de traces de syphilis.

OBSERVATION IX.

ULCÉRATION DU COL D'ORIGINE CHANCREUSE.

La nommée D... L. Marie-Honorine, dix-neuf ans, entrée salle Saint-Bruno, n° 34, le 19 décembre 1867, a été amenée de la préfecture de police, où elle avait été conduite sous la prévention d'avoir donné un écoulement et des chancres à un soldat de la garnison de Paris (on sait que l'on recherche les origines des maux vénériens des soldats autant que cela est possible, et qu'on surveille les femmes qui sont suspectes et soupçonnées capables d'avoir communiqué la syphilis aux soldats); la malade était consignée à l'hôpital, nous avons donc pu la conserver longtemps pour suivre l'évolution de son mal.

Cette fille, d'une bonne constitution et d'une belle santé, perdait en blanc depuis plusieurs années, elle avait fait une fausse couche il y a six mois. Néanmoins elle ne souffrait pas, elle n'avait pas cessé d'avoir des rapports avec des hommes et ne se croyait pas malade.

A l'examen au spéculum, le 4 janvier 1868, on trouve le col gros, rouge, violet ; une large ulcération occupe tout le col; elle est un peu jaunâtre quoique rouge, et des vaisseaux rayonnent dans tous les sens, à partir de l'orifice du col; le tour de cet orifice est plus rouge, il est parsemé de points plus foncés (pl. VII, fig. 1) ; le vagin est un peu rouge.

Cautérisation légère avec la solution de chlorure de zinc seulement sur la partie centrale de l'ulcère, injection d'eau et d'alun deux fois par jour.

Aux examen hebdomadaires, pendant le mois de janvier, l'ulcère reste dans le même état, les règles se sont passées régulièrement sans accident.

La malade continue ses injections d'alun.

Le 4 février, le col est moins gros, la coloration du col est moins foncée, la surface ulcérée est plus rouge; on voit toujours les vaisseaux qui se dessinent sur le col ; tampon d'alun appliqué sur le col et laissé vingt-quatre heures en place, injections d'alun.

Le 18, le col a encore diminué de volume et offre le même aspect. Un tampon, mêmes injections (pl. VII, fig. 2).

Le même traitement est continué, les règles, arrivées le 24 février, se passent sans accidents.

Le 5 mars, un tampon est encore appliqué.

Le 12 mars, le col est presque revenu à la grosseur normale; une partie de l'ulcère paraît recouverte d'épithélium; le centre de l'ulcère, c'est-à-dire le pourtour du col, est encore rouge et présente toujours le même aspect. On voit mieux, maintenant que le col n'est plus hypertrophié, l'orifice du col; et c'est le derme de la muqueuse qui est le siége de la coloration rouge; ici il y a encore de la muqueuse, tandis que sur le reste du col elle semble avoir été détruite et remplacée par du tissu cicatriciel : on ne voit pas, en effet, les points rouges habituels, il semble que les glandules du col ont disparu. Un tampon ; mêmes injections.

Le 19 mars, même état, règles. Les règles se sont bien passées.

Le 26 mars, le col est toujours dans le même état, mais le pourtour du col est moins inégal, il est plus régulièrement uni et offre une coloration légèrement jaunâtre; le liquide utérin est transparent et assez abondant. Un tampon, injection d'alun.

Le 2 avril, le col est en bon état, il est rouge, rosé. La place de l'ancienne ulcération du col est diminuée de moitié; c'est définitivement un tissu de cicatrice avec des vaisseaux qui rayonnent autour du col (pl. VII, fig. 3).

La malade reste encore deux mois dans les salles, et l'ulcère, entré dans la voie de la réparation définitive, s'est recouvert peu à peu d'épithélium. La malade avait demandé à rester pour éviter de retourner au dépôt de la préfecture, en attendant que la consigne à l'hôpital fût levée.

La malade sort guérie le 15 juin 1868.

Cette observation, que je considère comme très-précieuse, offre un exemple d'ulcération très-ancienne du col ayant eu pour point de départ un chancre mou qui a été, à un moment, phagédénique et qui cependant n'a pas envahi la cavité du col, quoique la muqueuse du col soit presque entièrement détruite. En effet, on peut voir sur cet ulcère qu'il ne restait plus de traces de follicules ; les vaisseaux rayonnés appartiennent à la couche sous-mu-

queuse du col ou au moins à la face profonde du derme.
L'ulcère avait mis deux ans à se cicatriser, et il était
encore dépourvu d'épithélium quand je l'ai observé.

Cette lenteur de la guérison pouvait être attribuée au
genre d'existence de la fille **D**... J'ai cautérisé cet ulcère,
je crois que cela n'était pas nécessaire : le repos, les
injections astringentes et les tampons d'alun eussent
suffi.

Ce fait a été observé il y a dix-huit mois, à une époque
où je cautérisais toutes les ulcérations du col banalement, comme cela est indiqué dans la plupart des livres
spéciaux. C'est un des faits qui m'ont le mieux instruit : j'ai
constaté, en effet, que la cautérisation n'avait rien changé.
Au contraire, je constate que le tampon d'alun, en acti-
vant le renouvellement de l'épiderme, donnait un meilleur aspect à l'ulcération et que, par le fait de la compression qu'il exerce, il avait diminué l'engorgement du
col.

OBSERVATION X.

CHANCRE MOU PHAGÉDÉNIQUE DU COL.

La nommée A. (Adeline), vingt et un ans, entrée salle Saint-Alexis, nº 10, le 23 mars 1868 (la malade a été emmenée, par la police, pendant vingt-quatre heures, et ramenée à l'hôpital où elle a été placée au nº 37 de la même salle, le 17 avril).

Cette malade n'avait jamais eu d'enfants, elle avait eu la fièvre typhoïde dans sa jeunesse et était très-affaiblie, pâle et inquiète d'un soupçon qui pesait sur elle depuis trois semaines. Elle avait mal aux parties et tachait son linge en blanc. A la suite de l'ouverture d'un abcès de la vulve, il était resté depuis dix jours un chancre de la fourchette et un chancre de l'ouverture de l'abcès, qui ont été constatés à la consultation quand la malade est venue pour entrer. Il y avait un bubon suppuré de l'aine droite. Cataplasme, repos au lit.

Le 26 mars, incision du bubon, cataplasmes.

Le 27 mars, à l'examen, on trouve plusieurs chancres mous de la fourchette; à l'examen au spéculum, on découvre le col gros et violacé recouvert d'une ulcération à bords rouges et taillés à pic, à fond jaunâtre ; le col était libre et ne laissait pas écouler de pus, la malade ne souffrait pas dans le ventre. Cautérisation à plusieurs reprises avec un pinceau imbibé de la solution saturée de chlorure de zinc ; injections d'eau chaude, quatre par jour (pl. VI, fig. 1).

Le 29 mars, la malade est prise de fièvre avec délire et d'inappétence. Aucune inflammation locale n'expliquant cet état, M. Després a soupçonné qu'il s'agissait de prodromes d'une éruption syphilitique.

Le 31 mars, en effet, une éruption de syphilide papuleuse apparaissait.

Pendant vingt jours, la malade resta au lit à cause de son bubon qui suppurait, et à cause d'angines à répétition avec plaques muqueuses de la gorge. Pour tout traitement, elle prenait une tisane délayante et était au premier degré; les plaques muqueuses étaient cautérisées. Les règles se sont passées sans douleurs utérines.

Le 28 avril, le col est examiné : il présentait une diminution notable de volume; il était un peu moins violacé, mais l'ulcère était rouge ; il y avait des stries rouges plus foncées qui rayonnaient autour de l'orifice du col. La surface de l'ulcère bourgeonnant était un peu saillante comme une plaie dont les bourgeons charnus sont exubérants. Le liquide qui sortait du col était limpide (pl. VI, fig. 2).

Les chancres vulvaires sont cicatrisés.

Un tampon d'alun est placé sur le col et gardé pendant vingt-quatre heures ; injections chaudes, deux par jour, régime tonique, bains sulfureux.

Le 5 mai, l'ulcère du col est de niveau avec la surface du col; il est rouge avec des points plus foncés.

Un tampon ; injection chaude.

Le 12 mai, l'ulcère est dans le même état et diminue seulement d'étendue ; les règles, arrivées le 8 mai, ont été normales, sauf que la malade dit avoir perdu plus que de coutume.

Le 19 mai, l'ulcère a encore diminué et se présente sous forme d'une marque rouge mal limitée et se confondant sur les bords avec la muqueuse utérine; l'épithélium commence à se former et l'ulcère peut être considéré comme entré définitivement dans la période de réparation (pl. VI, fig. 3).

Depuis le 15 juin jusqu'au 25 septembre, la malade est restée dans les salles pour être traitée de sa syphilis qui était grave en raison de la débilité de la malade ; une seconde poussée de syphilide papuleuse et des angines à répétition, les unes compliquées de plaques muqueuses de la gorge, les autres simples ; des périostites tibiales et claviculaires simples, qui ont duré quinze jours sous l'influence de cataplasmes, ont retenu la malade à l'hôpital jusqu'au 25 septembre. Les toniques, les bains salés et sulfureux ont été administrés, et la malade est sortie guérie de tous les accidents. A la sortie, l'utérus était bien guéri, il n'y avait plus de pertes blanches, le col était à peine rouge autour de l'orifice utérin. Les règles s'étaient bien passées, sauf que, une fois encore, elles avaient été plus abondantes que de coutume.

Cette malade a été revue à la consultation un mois après sa sortie, elle avait une ulcération sur une amygdale, mais elle n'avait pas d'autres traces de syphilis, le col utérin était revenu à son état normal.

Cette observation montre qu'abandonné à lui-même l'ulcère chancreux du col, après avoir été cautérisé une fois, devient fongueux ; c'est-à-dire qu'il se forme de bourgeons charnus qui se développent et forment cicatrice. C'est ici que l'on peut bien voir quelle a été l'action du tampon d'alun.

OBSERVATION XI.

PLAQUES MUQUEUSES DU COL DE L'UTÉRUS.

La nommée F... (Mathilde-Eugénie), vingt et un ans, entrée le 16 janvier 1868, salle Saint-Bruno, 28, était atteinte de syphilis constitutionnelle et d'une vaginite. Elle était malade depuis deux mois, son mal avait débuté par un léger écoulement blanc et des boutons à la vulve, puis des maux de gorge étaient survenus. Enfin, depuis quelques semaines seulement, il était survenu une éruption de syphilide papuleuse discrète qui couvrait le ventre, les cuisses, la poitrine et le cou.

Le 21 janvier, la malade est examinée au spéculum. Le col présente une coloration violacée; son orifice, légèrement agrandi, est entouré par une surface rouge rosée, pointillée et légèrement élevée au-dessus de la surface du col; le contour de l'ulcère est irrégulier (pl. VII, fig. 4). Une cautérisation est faite avec la solution saturée de chlorure de zinc portée sur le col à l'aide d'un pinceau de charpie peu imbibé de caustique ; injections d'eau et d'alun tous les matins, comme on les prend à l'hôpital de Lourcine. Les plaques muqueuses de l'anus, de la vulve et de la gorge, sont cautérisées; la malade est mise au régime tonique et prend un bain sulfureux par semaine.

Le 23 janvier, la malade est de nouveau examinée : une mince lamelle sphacélée se détache de l'ulcération dont le fond est redevenu rosé ; mêmes injections.

Le 29 janvier, l'ulcère est rouge, le col n'est plus congestionné; la forme de l'ulcère rappelle la plaque muqueuse; le liquide utérin normal s'écoule du col pendant l'examen, mêmes injections.

Le 6 février, l'ulcère du col est notablement diminué sur son fond lisse et rouge clair; on voit des points plus rouges correspondant à des glandules mises à nu et plus longues à se cicatriser que les autres parties du col. Même traitement (pl. VII, fig. 5). Les règles arrivent le 15 février.

Le 26 février, l'ulcère du col est réduit à presque rien; l'épithélium s'est reproduit sur la plus grande partie de sa surface (pl. VII, fig. 6). Mêmes injections ; les plaques muqueuses de la vulve, de l'anus et de la gorge, sont guéries.

Le 4 mars, l'ulcère du col est guéri, il ne reste plus que quelques points rouges sur l'emplacement de l'ulcère; ce sont les dernières ulcérations glandulaires qui forment le pointillé rouge que l'on voit ; sur la plupart d'entre elles, l'épithélium est déjà reproduit (pl. VII, fig. 7).

La malade reste encore dans les salles pendant six semaines pour consolider sa guérison des premiers accidents de sa syphilis. Elle sort guérie de sa syphilide et de ses plaques muqueuses, le 18 avril. Cette malade n'a pas été revue à l'hôpital depuis cette époque.

Cette observation offre un spécimen des plaques muqueuses du col les plus fréquentes. J'ai joint à ce fait, dans les dessins qui accompagnent cet ouvrage, un autre spécimen de plaque muqueuse du col (pl. VII, fig. 8). Ici on voit végéter les plaques muqueuses.

Sur la même planche, il y a une autre lésion du col qui complique les plaques muqueuses aussi bien que les chancres mous à la période d'état. C'est une végétation du col. Son aspect, mieux que toute description, caractérise la production nouvelle (pl. VII, fig. 7).

TRAITEMENT.

Le traitement des ulcères de l'utérus ne saurait être
un. Il y a tels ulcères qu'il faut cautériser énergique-
ment pour en obtenir la guérison rapide, tels autres qui
exigent un simple pansement avec une substance astrin-
gente et des injections détersives, tels autres enfin, qui
réclament une cautérisation intra-utérine. Mais on peut
dire que, pour obtenir la guérison d'un ulcère qui dure
depuis plus de quinze jours, et qui ne tend pas à la guérison, il est deux précautions qu'il est absolument nécessaire de prendre : ce sont un repos relatif et la continence
tout le temps nécessaire à l'évolution des premières périodes de la réparation de l'ulcère. Il est bien entendu que
des injections doivent en tous cas être pratiquées tous
les jours au moins une fois. Enfin, pendant les époques
des règles, les malades doivent éviter toutes causes de refroidissement.

Quand un ulcère est en relation avec une cause particulière éloignée, telle qu'un abaissement de l'utérus, un
pessaire mal placé; quand c'est le contact de pus ou d'u-
rine qui entretient l'ulcère, le traitement de l'ulcère est
celui du mal qui le cause. C'est un bon emploi des pes-
saires, ou une opération destinée à remédier à la chute

de l'utérus, qui deviennent le traitement, à moins que
l'utérus ne puisse être réduit, et dans ce cas, c'est aux
palliatifs que l'on aura recours, tels que des pansements
appliqués directement sur l'utérus sorti. Les injections et
les cautérisations intra-utérines remédieront à l'écoulement de pus par le canal utérin, et si elles ne le tarissent
pas, au moins elles améliorent l'état de la muqueuse utérine. L'extraction d'un polype fera disparaître l'écoulement utérin symptomatique, qui entretenait une exulcération du col; l'opération de la fistule vésico-utérine fer-
mera le passage anormal par lequel s'écoule l'urine et il
n'y aura plus d'ulcération.

La majorité des ulcères du col que le chirurgien a à
traiter sont des ulcères à la période d'état ou en voie de
réparation, tels que les ulcères figurés (pl. II, fig. 6, et
pl. III, fig. 4, et pl. IV, fig. 4, pl. VI, fig. 6). Le début
échappe, et les ulcères diffèrent assez peu entre eux à ce
degré. Exempts de complications, ces ulcères guérissent
par de simples pansements, avec l'alun en poudre appliqué sur le col ou un ou deux tampons d'alun que l'on
place sur le col, et qu'on laisse en place vingt-quatre
heures ou douze heures dans le vagin. Le pansement est
fait tous les huit jours; cet intervalle m'a paru suffisant.
Entre les pansements, les malades doivent s'administrer
deux injections d'eau chaude par jour, avec une seringue à jet peu fort, mais de façon qu'il entre du liquide jusqu'au fond du vagin (pour cela les malades fe-
ront leurs injections couchées ; on se servira de sonde de
gomme placées sur la canule de l'irrigateur); les malades
se tiendront au repos pendant leurs règles, elles observe-
ront la continence. Ce traitement réussira toujours

pourvu qu'il soit *observé*. Dans l'état indiqué, les ulcères n'ont jamais besoin d'être cautérisés, à moins qu'il ne survienne des fongosités, et dans ce cas, une seule cautérisation suffit. Pour pratiquer cette cautérisation, il est avantageux de se servir du caustique dont voici la formule.

<pre>
Eau.............. 100 grammes.
Chlorure de zinc.. 100   —
</pre>

Cette solution, quoique très-forte, ne cautérise pas trop quand on l'emploie à l'aide d'un pinceau de charpie trempé dans la liqueur et bien exprimé avant de l'employer. Grâce à la propriété du chlorure de zinc de ne cautériser que les parties dépourvues d'épiderme, on est sûr de ne brûler que les parties malades. Aucun des caustiques journellement employés, tels que le nitrate d'argent, la teinture d'iode, le caustique Filhos et le perchlorure de fer ne possèdent le même avantage; ils ont au contraire le désavantage de brûler les parties saines du col utérin et le vagin. La cautérisation au fer rouge est passible du même reproche.

Il est un état des ulcérations inflammatoires voisin de l'état fongueux, et qui est représenté pl. IV, fig. 4., et pl. II, fig. 5; l'ulcère est comme infiltré, œdémateux, mais ce ne sont point encore des granulations. La cautérisation ne guérit pas cette lésion, le lecteur a vu plus haut à quoi elle était liée : c'est une phase de la réparation de l'ulcère sur certaines malades. Si l'on cautérise, on voit cet état se reproduire après la cautérisation au bout de quinze jours ou trois semaines, et le traitement est à recommencer. Au contraire, si l'on place un tampon d'alun, on change rapidement la nature de l'ulcère. Il s'affaisse et reprend la couleur rouge vif qu'il garde jusqu'à la cicatrisation complète. Ici je dois donner la raison de cette action du tampon d'alun. Outre l'action de l'alun qui a pour propriété de favoriser un renouvellement actif de l'épiderme, de faire resserrer le derme des muqueuses, en leur enlevant de l'eau, le tampon d'alun a une action mécanique, il comprime l'ulcère du col, d'abord parce que lorsque l'on a soin de placer ce tampon sur le col, ce corps étranger se trouve serré entre le col et le rétrécissement vulvaire normal du vagin, d'où une compression manifeste ; ensuite, parce que le vagin, rétréci sous l'influence constrictive de l'alun, fixe le tampon mis en rapport avec l'utérus (1). On sait quelle est l'efficacité de la compression sur les ulcères des jambes, quelle est la rapidité de leur cicatrisation sous l'influence du pansement compressif : ce qui est bon pour un ulcère œdémateux ailleurs que sur les organes génitaux est bon pour l'utérus ; le raisonnement conduirait à la thérapeutique indiquée ici, à défaut de toute expérience. Sur les dessins qui sont représentés, on voit ces ulcérations œdémateuses et fongueuses céder à l'usage du tampon.

(1) Le tampon d'alun dont on se sert, à l'hôpital de Lourcine, depuis sa fondation, est un petit paquet composé de la sorte : dans une petite pièce de grosse gaze on place un petit carré d'ouate dans lequel on met un gramme d'alun environ, on enferme l'alun dans la ouate; on replie la gaze autour de la ouate et l'on noue les chefs de cette pièce d'étoffe réunis en bourse avec un gros fil double dont on laisse pendre les chefs d'une longueur de 15 à 20 centimètres. Ce fil, qui pend au dehors du vagin, sert à enlever le tampon que l'on a placé, à l'aide du spéculum, jusque sur le col.

On a critiqué le tampon d'alun, les tampons médicinaux, on les a accusés de causer une irritation du col de l'utérus et du

Dans les conditions qui viennent d'être exposées, un tampon placé tous les quatre ou huit jours et laissé en place vingt-quatre heures vaut mieux qu'un tampon laissé huit jours, et dans l'intervalle on fait des injections d'*eau chaude* (1).

Ce qui guide pour éloigner les applications de tampon, c'est le changement dans la coloration de l'ulcère qui, au lieu d'offrir une teinte ocreuse ou violacée, est rouge vif.

Quand l'ulcère est arrivé à ne plus présenter qu'une coloration rouge vif, sans élevure de son fond et quand on voit çà et là des petits points plus rouges, légèrement excavés, il n'est pas nécessaire de pratiquer d'autre traitement que les injections chaudes deux fois par jour. Si un coït avait eu lieu, ou si à la suite des règles il survenait un peu de gonflement de la surface ulcérée, on aurait de nouveau recours à un tampon d'alun.

La durée moyenne du traitement des ulcères sans complication est d'un mois à deux mois et plus sur les malades qui continuent à avoir des rapports sexuels, ou chez lesquelles, en dehors du coït, le liquide du col est sécrété en très-grande abondance : soit par suite d'une disposition naturelle, soit par le fait de la continence chez les malades qui ont habituellement des rapports sexuels rapprochés.

vagin. On avait raison contre ceux qui avaient l'habitude de laisser un tampon pendant huit jours dans le vagin ; en effet, au bout de vingt-quatre heures, le tampon d'alun a produit tout ce qu'il peut produire, il est réduit à un peloton de linge mou qui irrite alors le vagin et l'utérus, mais si on retire le tampon dès qu'il a agi, on obtient de bons résultats.

(1) A. Desprès, *Des injections d'eau chaude dans le traitement des inflammations utérines* (*Bull. thér.*, t. LXXVI, p. 444).

Aucun traitement général n'est nécessaire.

Ce qui vient d'être dit s'applique à la généralité des ulcères que l'on rencontre, c'est-à-dire aux ulcères de date déjà ancienne, et qui ont eu des origines très-diverses, qu'il est souvent fort difficile de préciser.

Lorsque la nature des ulcères est bien tranchée, lorsque l'on voit un ulcère érythémateux naître, ou un chancre du col de la période d'état, il faut modifier le traitement.

L'ulcère érythémateux de la vaginite doit-il être cautérisé? Lorsqu'il n'a point pénétré dans le col, lorsqu'il n'y a pas de douleurs utérines, ni de menace de phlegmasie des annexes, une légère cautérisation peut être faite; mais je la crois inutile. Mieux vaut traiter la vaginite par les tampons d'alun et les émollients tels que les injections d'eau de feuilles de noyer chaude ou, simplement les injections d'eau chaude répétées quatre à huit fois par jour. La malade prendra un bain chaud tous les trois jours, et si elle est à une époque de ses règles, les bains de pieds sinapisés sont d'un bon usage. Lorsqu'il y a des douleurs utérines, il faut se garder de cautériser; la cautérisation ajoute à l'inflammation; il faut s'en tenir aux injections émollientes chaudes, mais la malade doit observer le repos complet.

L'ulcère érythémateux consécutif à la métrite interne ne peut guérir que quand la métrite interne est guérie, c'est dire que tous les traitements appliqués pour l'ulcère seulement seront insuffisants. Ce qu'il faut, c'est guérir la métrite interne, la guérison de l'ulcère du col survient ensuite.

Les ulcères glandulaires guérissent seuls lorsque l'on

a soin de donner aux malades des injections en abondance, et qu'on tient les malades au demi-repos; s'il survient un état fongueux ou œdémateux de l'ulcération, un tampon ou plusieurs tampons ramènent vite l'ulcère aux conditions nécessaires à la guérison; rarement les cautérisations sont nécessaires. Lorsque le mal est ancien, il tombe sous l'application du traitement qui a été indiqué pour les ulcérations du col en général.

Les chancres mous, simples ou phagédéniques, doivent être cautérisés avec la solution de chlorure de zinc, et il faut soumettre les malades à deux injections chaudes par jour.

La cautérisation doit être faite avec un caustique liquide porté sur l'ulcère, dans tous les sens et à plusieurs reprises à l'aide d'un pinceau de charpie ou de blaireau.

Cette cautérisation est énergique; elle cautérise plus profondément qu'aucun autre caustique, et fait détacher en trois ou quatre jours une pellicule blanche, épaisse d'environ un millimètre, une lamelle escharifiée du fond de l'ulcère, et elle a en outre l'immense avantage de n'agir que sur la surface ulcérée, et cependant sur toute la surface malade.

Lorsque l'eschare est tombée, on voit au-dessous une surface rouge un peu grenue, avec des points plus rouges et quelquefois des vaisseaux rayonnant autour de l'orifice (voy. pl. VI, fig. 5 et pl. V, fig. 2). A ce moment l'ulcère est entré en voie de réparation, et il doit être alors traité suivant les phases de l'évolution de la cicatrice comme les autres ulcères, par les injections, quelques tampons d'alun, le repos et l'abstinence de rapports sexuels.

Les plaques muqueuses du col guérissent seules ainsi

que les plaques muqueuses des autres parties du corps.
Mais on hâte leur guérison par une cautérisation légère
avec un pinceau à peine humecté de solution de chlorure de zinc faible :

Eau............... 200 grammes.
Chlorure de zinc.... 30 à 50 gram.

La guérison a lieu plus rapidement. Chez les femmes
qui ont en même temps une vaginite, le tampon d'alun
seul peut suffire, ainsi que les injections chaudes astringentes et émollientes. Mais, en principe, il est toujours
bon de cautériser au moins une fois des plaques muqueuses.

Les ulcères compliqués de métrite interne doivent être
traités d'une manière différente, suivant que l'origine de
la métrite est une vaginite ou un chancre, suivant que
la métrite est antérieure ou postérieure à l'ulcération.

Lorsqu'une vaginite est compliquée de suppuration
intra-utérine, l'ulcération du col n'a pas besoin d'être
cautérisée; il faut faire pendant quelques jours des injections d'eau chaude, et tenir la malade au lit, lui placer de
grands cataplasmes sur le ventre et entretenir la liberté
du ventre, soit par un purgatif salin, soit par des lavements
émollients. Quand les douleurs ont disparu, on peut alors
cautériser ; mais il faut employer une solution caustique
très-faible. Depuis quelque temps, j'ai renoncé à la cautérisation, elle ne me paraît pas indispensable ; et les
injections intra-utérines vaginales sont nuisibles. Les injections d'eau chaude suffisent à amener une amélioration notable ; on voit peu à peu, grâce à ce traitement et
au repos, le liquide qui coule de l'utérus devenir moins

épais et moins verdâtre. Alors on peut cautériser la cavité utérine avec un pinceau (1) à peine imbibé de la
solution caustique au chlorure de zinc, dont la formule
a été donnée plus haut. On passe le pinceau dans la cavité
utérine et on le retire aussitôt.

C'est surtout quand on voit la maladie durer, quand
l'ulcère du col présente un état granuleux, que ce traitement est efficace. On dira sans doute que la solution
caustique est forte ; mais que l'on considère comment le
caustique agit : il se mêle au liquide qui sort du col, et
celui-ci, mêlé avec le caustique, constitue un caustique
demi-liquide moins fort qui agit seulement sur les parties
malades, ainsi que cela est la propriété du chlorure de
zinc. Aussi je n'hésite pas à introduire le pinceau
aussi loin que le permet la direction de l'utérus.

Quand les malades ont été ainsi cautérisés, il faut les
faire coucher immédiatement et administrer des injections chaudes dans la journée. Quand les malades ont
des douleurs vives dans le bas-ventre et dans les reins, on
appliquera avec avantage un vésicatoire grand comme la
paume de la main, juste au-dessus du pubis. Jusqu'ici
je n'ai pas vu un seul accident suivre les cautérisations
intra-utérines.

Une seule cautérisation suffit en général.

Lorsque la métrite interne est due à un chancre, il

(1) Le pinceau dont on se sert est une fine tige de bois de la grosseur d'une sonde cannelée ordinaire ; des brins de charpie sont disposés en long autour d'une extrémité de la tige et fixés avec un fil
enroulé autour de la charpie et de la tige. Ce pinceau porte-caus-
tique, que j'ai emprunté à la pratique de M. Nonat, me paraît préfé-
rable aux porte-caustiques divers de Lallemand et autres.

faut immédiatement cautériser la cavité utérine ; cette fois on peut grandement imbiber le pinceau et le laisser plus longtemps dans la cavité utérine, un quart de minute environ; on se comporte ensuite, pour les soins consécutifs à la cautérisation, comme on fait après la cautérisation intra-utérine dans les cas de métrite interne suite de vaginite.

En général, les douleurs de ventre cessent après la cautérisation, et au bout de six à huit jours d'injections chaudes et de repos complet, le liquide du col devient limpide, quoiqu'il contienne quelques filets de pus blanc. Mais il y a parfois des récidives. Au moment des règles et après des écarts d'habitudes, le liquide du col coule plus épais, et il arrive quelquefois que des réinoculations se montrent sur l'ulcère du col. On peut alors recourir de nouveau à la cautérisation intra-utérine et après cela, si les malades s'observent, si elles évitent le froid, si elles gardent le repos tel qu'il est prescrit et exécuté dans les hôpitaux, la guérison peut être obtenue en un mois. L'ulcère chancreux, devenu une plaie simple, n'est pas encore recouvert d'épithélium, mais la leucorrhée utérine est guérie, les malades ne perdent plus en blanc, et avec des précautions le mal finit par être guéri entièrement en trois mois environ.

Si l'on prend pour expression de la guérison l'absence de pertes blanches, la limpidité du liquide utérin, et si l'on ne tient pas compte de la rougeur du col, le mal est guéri beaucoup plutôt, en un mois ou six semaines.

Lorsqu'il y a une métrite interne, reste d'une ancienne vaginite ou d'anciens chancres propagés à la cavité du col, ou d'une métrite suite de couche, et un ulcère du col, les cautérisations intra–utérines ne sont pas nécessaires dans tous les cas. S'il coule du col du pus en nature, si les règles sont abondantes et prolongées et constituent une véritable perte, il ne faut pas hésiter à pratiquer la cautérisation intra-utérine une ou deux fois. Les injections chaudes répétées sont ensuite appliquées, et s'il y a un peu d'engorgement du col et un boursouflement du fond de l'ulcère, un tampon d'alun laissé vingt-quatre heures en place aidera à la guérison.

Le traitement de ces métrites avec ulcère du col est très-long : les malades se lassent d'observer le repos, de s'abstenir de rapports sexuels pendant le temps qui serait nécessaire à la guérison, et le mal passe par des phases de rechutes et de récidives qui éternisent la métrite jusqu'à ce que l'âge ait amené les malades à prendre le repos qui les guérit ; encore y a-t-il des rechutes qui font augmenter la leucorrhée qui s'est définitivement établie. Lorsque les malades sont soumises à un refroidissement, il y a toujours une rechute plus ou moins grave.

Tout ce qui a été préconisé contre l'ulcère qui existe dans ces conditions est illusoire : l'ulcère ne guérit que quand la métrite interne a guéri, quand les malades se sont sérieusement traitées par le repos et les injections, pendant un an s'il le faut.

La métrite interne avec ulcère qui suit la présence de polypes utérins ou les tubercules de l'utérus, ne guérit que quand le polype est expulsé, ou ne guérit pas, comme cela est la règle lorsqu'il y a des tubercules de l'utérus, et il faut se résigner à voir l'ulcère du col durer indéfiniment.

Ce sont les ulcères qui accompagnent la métrite interne

chronique qui doivent être l'objet d'un traitement général reconstituant et tonique, mais alors c'est moins à l'ulcère que cette thérapeutique s'adresse qu'à l'anémie causée par la leucorrhée utérine.

Toutes les fois qu'il existe un *ulcère fongueux* sans métrite interne, le meilleur traitement est la compression et la meilleure compression que l'on puisse faire est celle que l'on obtient à l'aide du tampon d'alun : on le laisse vingt-quatre heures en place et on renouvelle l'application du tampon au bout du huitième jour ; puis on administre des injections d'eau chaude dans l'intervalle. Le traitement de cet ulcère a une durée de deux à trois mois (je parle toujours des malades de l'hôpital qui se couchent de bonne heure, ne fatiguent point, observent le repos au lit, le jour où on leur applique un tampon et qui observent la continence) ; à la suite des règles, lorsque l'ulcère est un peu congestionné, on place un tampon d'alun pendant douze heures.

Quand il s'agit d'un ulcère fongueux suite de couche, le traitement est le même. Lorsqu'il est ancien, et que malgré les pertes blanches les malades vaquent encore à leurs travaux, on n'arrive à améliorer l'état de l'ulcère que par le repos ; pendant que les malades sont au lit on applique un tampon trois ou quatre semaines de suite.

Quand l'ulcère est récent, les injections chaudes, le repos au lit et les tampons guérissent bien le mal. J'ai vu des malades ayant des lésions de ce genre qui avaient été traitées par les cautérisations, et, en les comparant à mes malades, j'ai vu que les premières avaient été cautérisées plus de fois que je ne leur avais appliqué de tampons.

Dans les fongosités du col telles que celles représentées pl. III, fig. 6, et observées chez la fille G..., il faut cautériser et cautériser non-seulement l'ulcère, mais encore la cavité utérine. Le caustique au chlorure de zinc trouve bien ici son emploi ; on cautérise à plusieurs reprises, de façon à escharifier les fongosités, et on emploie ensuite les précautions qui ont été indiquées plus haut : repos au lit, injections chaudes. On traitera par la suite comme il a été indiqué pour les ulcérations en général.

Les granulations qui existent sur les vieux ulcères du col doivent être cautérisées avec la pointe d'un crayon de nitrate d'argent effilé, ou légèrement touchées avec le bout d'un pinceau fin imbibé d'une solution de chlorure de zinc ; il est inutile de cautériser le fond de l'ulcère, car c'est presque toujours sur les ulcères symptomatiques d'une métrite interne que ces granulations se développent (pl. III, fig. 8). Lorsque les granulations sont nombreuses, un tampon d'alun laissé vingt - quatre heures en place les réprime bien.

Quand les granulations existent dans le vagin, en même temps qu'elles existent sur l'ulcère du col, on peut badigeonner le vagin avec une solution de nitrate d'argent au dixième avec un pinceau bien exprimé, de façon à ne point laisser trop de liquide dans le vagin ; les granulations du col sont cautérisées en même temps que celles du vagin.

Les végétations du col suites de chancres ou de plaques muqueuses du col résistent aux cautérisations, au chlorure de zinc et au nitrate d'argent. On les détruit avec de l'acide acétique, et beaucoup mieux avec l'acide nitrique monohydraté porté sur un pinceau ; il faut ici prendre des précautions. Il est indiqué de laver le vagin avec une injection après la cautérisation, mais on peut se passer de cette pratique ; il suffit de n'employer que la quantité de caustique suffisante pour attaquer la végétation. On exprime bien le pinceau avant de s'en servir pour cautériser. On ne détruit pas il est vrai d'un seul coup la végétation mais on l'attaque, et par des cautérisations successives on parvient à la détruire. Arrive-t-on plus vite en employant le caustique à profusion ? Il n'est personne qui voudrait l'affirmer.

Lorsqu'une métrite du col commence, c'est-à-dire quand il y a une inflammation du tissu musculaire ou métrite parenchymateuse, ou myosite utérine, suivie d'induration du col, quand il y a une augmentation de volume du museau de tanche, avec des douleurs de reins, des douleurs dans le bas-ventre, c'est-à-dire quand le tissu utérin lui même est congestionné, les injections chaudes répétées et un tampon d'alun bien appliqué sur le col durant vingt-quatre heures, le repos au lit, des cataplasmes sur le ventre, amènent la rémission de l'inflammation chronique.

Il est juste de dire, toutefois, que ce n'est pas immédiatement que le col se dégorge ; les injections chaudes donnent une coloration violacée à l'organe sans le faire diminuer, mais il s'amollit et il commence à diminuer. Il se passe ici ce qui se voit pour les phlegmons. Sous l'influence des cataplasmes chauds, la tuméfaction augmente d'abord, puis on la voit ensuite diminuer à moins qu'il n'y ait suppuration. Si la métrite parenchymateuse révélée par l'augmentation de volume du col est liée à la métrite interne, c'est la métrite interne qu'il faut traiter,

et l'emploi des injections chaudes est ici indiqué. Les sangsues sur le col, les scarifications me paraissent une détes-
table pratique. Mettez les malades au lit; administrez
des lavements émollients, des injections chaudes; donnez
un purgatif : vous obtiendrez un excellent résultat, sans
exposer la malade à une pelvipéritonite ou une métrite
généralisée ou un phlegmon péri-utérin. Si les douleurs utérines persistent, un vésicatoire appliqué sur la
région hypogastrique et pansé avec des cataplasmes, gué-
rira presque toujours la métrite du col rebelle ou au
moins hâtera la résolution de l'inflammation.

Je ne décrirai pas ici le traitement des inflammations
des annexes de l'utérus consécutives à la métrite, avec ou
sans ulcères du col. Les sangsues sur l'abdomen, les vésicatoires et les révulsifs intestinaux forment le fond de la
thérapeutique dans ces cas déterminés, et les livres spéciaux et généraux surtout ont longuement exposé, à propos de la péritonite et des abcès des ligaments larges, le
traitement qui convient aux inflammations péri-utérines.
On aura recours à ce traitement dans les cas où une
pelvipéritonite ou un abcès des ligaments larges apparaî-
traient dans le cours d'une métrite interne, avec ou sans
ulcère du col.

Le traitement des ulcères du col chez les femmes enceintes dans les trois premiers mois de la grossesse, ne
diffère pas du traitement des ulcérations en dehors de la
grossesse, s'il s'agit d'ulcère suite de vaginite gagné en
même temps que la conception a été effectuée. On doit
cautériser les chancres mous et les ulcères pointillés ou ulcères glandulaires dus à la propagation de la vaginite. Une
seule cautérisation suffit, en général ; on peut toutefois la

renouveler. Des injections d'eau chaude additionnée d'un peu d'alun, avec une seringue dont le jet est peu fort, deux fois par jour, le repos surtout le jour de la cautérisation, complètent le traitement. Pour les ulcérations fongueuses, on peut aussi avoir recours au tampon d'alun mais il faut le laisser moins de temps que chez les femmes qui ne sont point enceintes, six à dix heures. Je n'ai point vu d'avortement survenir après l'emploi de ce traitement. Mais je crois qu'il faut employer le tampon avec prudence ; au moins il est nécessaire de tenir les malades au lit pendant qu'elles ont leur tampon. Pendant les six derniers mois de la grossesse, on peut cautériser les grosses fongosités, mais il ne faut point appliquer de tampon. Si l'on a besoin de mettre à profit l'action de l'alun, on doit le porter en poudre jusque sur l'ulcère du col avec un pinceau. La teinture d'iode, le perchlorure de fer, les solutions de nitrate, acide de mercure, sont des caustiques infidèles qui agissent trop sur les parties saines ; la solution de chlorure de zinc affaiblie avec moitié eau produit un meilleur résultat ; les injections chaudes sont indiquées également et elles doivent être données deux fois par jour. Les espèces astringentes à faibles doses, les feuilles de noyer, les roses de Provins sont utilement mêlées à l'eau des injections. Éviter les fatigues, abstinence de rapprochements, telles sont les prescriptions importantes à joindre au traitement.

Lorsqu'il y a des chancres compliqués de propagation à la cavité du col, on doit cautériser même la cavité du col ; il faut seulement avoir soin de ne point faire pénétrer le pinceau de plus de 1 centimètre dans le col.

Quand une vaginite a causé un ulcère du col et quand

le bouchon gélatineux du col est purulent, quand il y a
des douleurs utérines, on doit avoir recours d'abord aux
injections chaudes, au repos au lit, et si le mal semble
gagner, si le col est ramolli, il faut porter sur le col et
même dans le col de l'alun en poudre avec un pinceau,
et renouveler les applications jusqu'à ce que le col soit un
peu raffermi, et que le bouchon gélatineux qui oblitère
le col soit moins purulent, ce qui guide pour cesser l'application du traitement. Comme ce sont les ulcères chancreux et blennorrhagiques du col qui causent l'avortement, il est indispensable de tenir les malades au lit
pendant le traitement, d'appliquer sur le ventre des cataplasmes chauds, et de donner des lavements émollients
tous les jours; enfin à la moindre menace d'avortement on
emploiera les demi-lavements opiacés.

Il y a des eaux minérales auxquelles on envoie les
malades affectées d'ulcères du col de l'utérus : Plombières, Saint-Sauveur, Luchon, Vichy, etc.

Ces eaux, excellentes pour certaines affections générales, n'ont qu'une action tout à fait indirecte sur les
affections utérines. Mais ce que l'on trouve à ces eaux,
c'est du repos, ce sont des conditions voisines de celles
que l'on trouve dans nos hôpitaux, le repos complet,
l'absence de cette vie de plaisir à laquelle il est si difficile
de soustraire les femmes du monde. Les injections d'eau
minérales froides ou tièdes n'ont qu'une valeur relative,
elles ne valent pas mieux que les injections d'eau ordinaire.
Certes les femmes que des pertes blanches ont rendues
chlorotiques se trouveront bien d'une saison à Ems, à
Plombières; celles qui sont dyspeptiques tireront profit
d'un séjour à Vichy; les femmes qui ont des accès d'hys-

térie seront envoyées avec fruit à Néris. Les bains de mer sont en général moins avantageux ; au contraire, le séjour au bord de la mer est bon, il constitue un excellent moyen reconstituant pour les chlorotiques.

Mais il faut bien prévenir les médecins que, malgré l'efficacité des soins, il arrive souvent des récidives et qu'elles seraient des plus propres à faire douter de l'efficacité des moyens approuvés, et feraient ajouter foi au médicament employé lors de la dernière récidive.

Que l'on se rappelle les causes des récidives : les refroidissements, les marches forcées, le coït pendant la convalescence d'une affection utérine ou d'une rechute de cette affection, la station assise prolongée et chez certaines femmes la masturbation et chez d'autres des constipations opiniâtres. Voilà ce qu'il faut éviter, et c'est par l'observation scrupuleuse de précautions contre le retour de ces écarts que l'on arrive toujours à obtenir la guérison de maux récents ou des rechutes de maux déjà anciens. Déjà dans le cours de ce travail je suis plusieurs fois revenu sur ce point, et j'ai tenu à rappeler en terminant que le remède le plus urgent pour guérir les ulcères du col est le repos.

Le traitement des ulcères cancéreux du col n'est que palliatif : des soins de propreté, des injections fréquentes sont nécessaires.

La cautérisation à la flamme (Nélaton) (la meilleure cautérisation pour les ulcères cancéreux du col) peut être faite quand le mal est bien limité au col ; une flèche de pâte au chlorure de zinc est encore un assez bon moyen de cautérisation.

L'amputation du col est acceptable pour le cas où le

cancer existe sur un col hypertrophié et allongé et où le mal ne remonte pas très-haut dans la cavité du col : l'écraseur linéaire, le galvano-cautère, peuvent alors être mis en usage.

Mais quand le mal n'est pas bien limité, les cautérisations et les opérations activent la marche du cancer; il ne faut pas opérer. Si les malades exigent une opération, sont surexcitées et veulent absolument qu'on leur fasse quelque chose, on peut cautériser ; mais alors ce qui vaut le mieux ce sont les cautérisations avec l'acide acétique.

Le lecteur a vu que j'ai négligé de parler ici d'une foule de traitements qui ont été appliqués sur les ulcères du col : des cautérisations au fer rouge, des cautérisations avec le perchlorure de fer, le nitrate acide de mercure et la teinture d'iode ; des injections intra-utérines, des collodions médicamenteux, des indications qui ont été posées pour l'usage de ces médicaments et dont il est question dans les livres qui ont un cachet scientifique. Ce sont là des pratiques individuelles que chacun a préconisées tour à tour et dont on a quelquefois abusé : je ne parle pas ici des accidents qui ont été causés par ces moyens, des gangrènes du vagin qui suivent les applications de perchlorure de fer, des péritonites qui ont suivi des injections intra-utérines et des cautérisations au fer rouge, des intoxications qui ont suivi des cautérisations avec le nitrate acide de mercure.

Les maladies des femmes ont été souvent exploitées comme une riche mine, et presque toujours c'est avec l'emploi d'un nouveau moyen thérapeutique que débute une fructueuse pratique; de là la multiplicité des moyens. Les hommes sérieux ont pris note des moyens employés et des succès obtenus, et ont honnêtement rapporté dans leurs livres tout ce qui avait été mis en usage avec une apparence de réussite ou avec des succès réels. Mais je voudrais qu'il fût bien connu que ce sont là des coïncidences que la guérison du mal traité eût pu être obtenue par d'autres moyens. Qu'il me suffise de rappeler que des médecins emploient à l'exclusion d'autres moyens un seul agent thérapeutique, le fer rouge, le crayon de nitrate d'argent, ou le nitrate d'argent en solution, à dose plus ou moins forte, et que tous guérissent à peu près dans les mêmes proportions les ulcères du col. C'est que les ulcères du col guérissent tous plus ou moins vite : je ne parle plus des ulcères cancéreux. *Le repos, les soins de propreté un topique heureusement appliqué, une cautérisation faite à propos*, par n'importe quel agent, ont une action efficace, réelle et durable, quand les malades sont soignées à temps et bien surveillées. Quand on emploie des moyens violents répétés, il y a un moment où les malades lassées s'arrêtent, éloignent les consultations et continuent seulement leurs injections. Ce moment de repos leur est profitable et la cicatrisation a lieu, l'ulcère n'étant plus cautérisé. A l'hôpital de Lourcine, je n'ai point rencontré d'ulcères rebelles, les malades qui restent de trois à quatre mois dans les salles guérissent les ulcères les plus rebelles. Seuls les ulcères suite de métrite interne chronique ou de leucorrhée utérines anciennes, ne guérissent pas radicalement ; on améliore la métrite interne, et les malades sortent et s'exposent à de nouvelles causes d'irritation de l'utérus et subissent des récidives.

Quand une malade de la ville suit chez elle le régime de l'hôpital, et observe la continence et le repos (et cela est bien rare chez les femmes encore jeunes), les guérisons, sont aussi rapides. Mais il n'en est pas ainsi, car il est malheureusement, chez nous et dans tous pays, des traditions qui favorisent les habitudes des malades. Partout on fait ce qu'on appelle le traitement externe des maladies des femmes, ce qui veut dire que les malades peuvent venir se faire traiter à des consultations où on les cautérise banalement et d'où on les renvoie à leurs occupations : les malades croient qu'elles ne doivent point observer le repos, et les ulcères du col traités et non guéris ou fatalement compliqués doivent passer par des alternatives de mieux et de pire et ne guérissent que quand, par suite de fatigue, les malades se sont mises au lit pour quelques semaines, ou quand elles entrent à l'hôpital. Que de fois j'ai vu des malades atteintes d'ulcères du col, apès avoir voulu se traiter chez elles, venir tôt ou tard demander un lit à l'hôpital où elles guérissent en un mois ou deux d'ulcères qui ne changeaient pas depuis des mois.

Quelle est la meilleure preuve de l'efficacité du repos et du repos complet dans le traitement des affections utérines ! Je sais qu'il est des nécessités sociales, des exigences dont il faut faire la part : soit ; mais il est du devoir du médecin de lutter autant qu'il est en son pouvoir pour obtenir ces conditions plus essentielles à la guérison des ulcères rebelles que toutes les thérapeutiques vantées.

Celle que j'ai employée à l'hôpital de Lourcine n'est pas nouvelle, elle est simple, elle est de tradition à l'hôpital.

J'ai cherché à montrer ici la raison de l'efficacité du tampon d'alun, son action compressive si bonne comparativement au traitement des autres ulcères ; à montrer comment les cautérisations devraient être moins répétées qu'on ne l'a fait jusqu'ici. Le chlorure de zinc, dont on a reconnu pour d'autres ulcères l'utilité et la supériorité sur les autres caustiques, me paraît meilleur que le nitrate d'argent employé par mes prédécesseurs à l'hôpital de Lourcine. Enfin, les injections chaudes ont des avantages sur les injections froides, par comparaison avec les autres fomentations émollientes qui réussissent d'autant mieux dans les inflammations qu'elles sont appliquées chaudes.

FIN.

TABLE DES MATIÈRES

FIN DE LA TABLE.

EXPLICATION DES PLANCHES.

Planche I.

Fig. 1. Col de l'utérus d'une femme n'ayant pas eu d'enfants.

Fig. 2. Col en état d'érection (les bosselures du col ont été un peu exagérées sur ce dessin).

Fig. 3. Issue du liquide utérin normal.

Fig. 4. Col de l'utérus d'une femme ayant eu un enfant.

Fig. 5 et 6. Ulcération cancéreuse du col de l'utérus : la figure 6 présente l'état moins avancé, le col a été déchiré un peu par le spéculum pendant l'examen, et il y a un écoulement sanguin ; la figure 5 représente un col cancéreux dont les mamelons commencent à se sphacéler.

Planche II.

Fig. 1, 2 et 3. Abcès et ulcères des follicules de la muqueuse du col (examens de quinze jours en quinze jours).

Fig. 4. Abcès et ulcères des follicules.

Fig. 5, 6 et 7. Ulcère du col granuleux, suite de couches (métrite interne ancienne) ; fig. 5, état au moment du premier examen ; fig. 6, état après l'usage des tampons d'alun ; fig. 7, état après un repos de trois semaines au lit. (Voy. Observation III.)

Fig. 8. Kyste suppuré du col.

Fig. 9. Petit ulcère à la place de l'incision.

Planche III.

Fig. 1, 2 et 3. Ulcère du col suite de vaginite : on voit, fig. 1, dans le liquide utérin des filets de pus qui annoncent la propagation accomplie de l'inflammation à la muqueuse du col ;

la fig. 2 représente l'exulcération du col presque entièrement
guérie; la fig. 3 montre une récidive chez la même malade.
(Voy. Observation V.)

Fig. 4, 5, 6 et 7. Ulcère du col suite d'une ancienne vaginite avec
métrite interne.

Fig. 5. Rechute de la métrite interne : fig. 6, fongosités ; fig. 7,
état du col à la guérison. (Voy. Observation IV.)

Fig. 8. Ulcère symptomatique de la métrite interne avec quelques
granulations.

Planche IV.

(Observation iconographique de la femme T..., chancre ancien,
ulcère suite de couche, observation VI.)

Fig. 1. État du col pendant le deuxième mois qui suit la couche.

Fig. 2. État du col huit jours après.

Fig. 3. État du col un mois après, issue du liquide utérin avec quelques filets de pus.

Fig. 4. Même col huit jours plus tard.

Fig. 5. Même col un mois après.

Fig. 6. Même col presque entièrement cicatrisé (la lithographie
est un peu trop foncée, et donne à la cicatrice de l'ulcère
trop d'apparence).

Planche V.

Fig. 1, 2, 3, 4, 5, 6 et 7. Observation VII, chancre mou du col.

Fig. 1. Chancre à la période d'état.

Fig. 2. Chancre quatre jours après la cautérisation.

Fig. 3. Même col le huitième jour.

Fig. 4. Même col le seizième jour.

Fig. 5. Même col, érection, issue du liquide utérin normal limpide.

Fig. 6. Récidive de chancre.

Fig. 7. Ulcère guéri.

Fig. 8. Rétrécissement du col, suite de cautérisations répétées.
(Observation I.)

Planche VI.

Fig. 1, 2 et 3. Chancre phagédénique du col chez une femme syphilitique. (Observation X.)

Fig. 1. Chancre à la période d'état.

Fig. 2. Col un mois après la cautérisation ; fig. 3, même col deux mois après.

Fig. 4, 5, 6 et 7. Chancre phagédénique du col chez une femme non syphilitique. (Observation VIII.)

Fig. 4. Chancre à la période d'état.

Fig. 5. Chancre le huitième jour.

Fig. 6. Chancre le dix-huitième jour.

Fig. 7. Chancre guéri cicatrisé.

Planche VII.

Fig. 1, 2 et 3. Chancre ancien du col. (Observation IX.)

Fig. 1. Ulcère du col constaté au moment de l'entrée de la malade.

Fig. 2. Col deux mois après.

Fig. 3. Col cicatrisé un mois plus tard.

Fig. 4, 5. 6 et 7. Plaques muqueuses du col. (Observation XI.)

Fig. 4. Plaque muqueuse du col, période d'état.

Fig. 5. Même col au quinzième jour.

Fig. 6. Même col au trente-cinquième jour.

Fig. 7. Même col guéri au quarante-deuxième jour.

Fig. 8. Plaques muqueuses végétantes du col.

Fig. 9. Végétation du col, suite de chancres mous.

Ces deux derniers exemples sont choisis pour éviter qu'on ne confonde ces lésions avec des granulations du col.

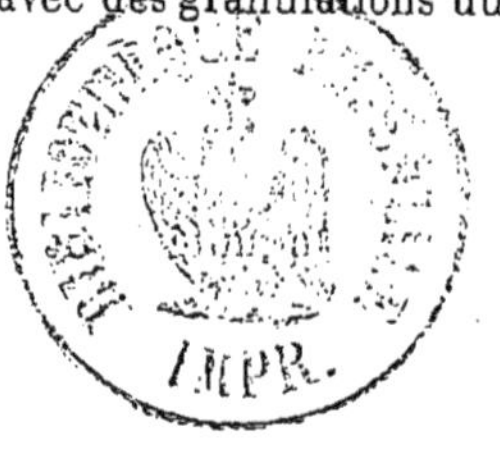

Paris. — Imprimerie de E. MARTINET, 2, rue Mignon.

Planche 1.

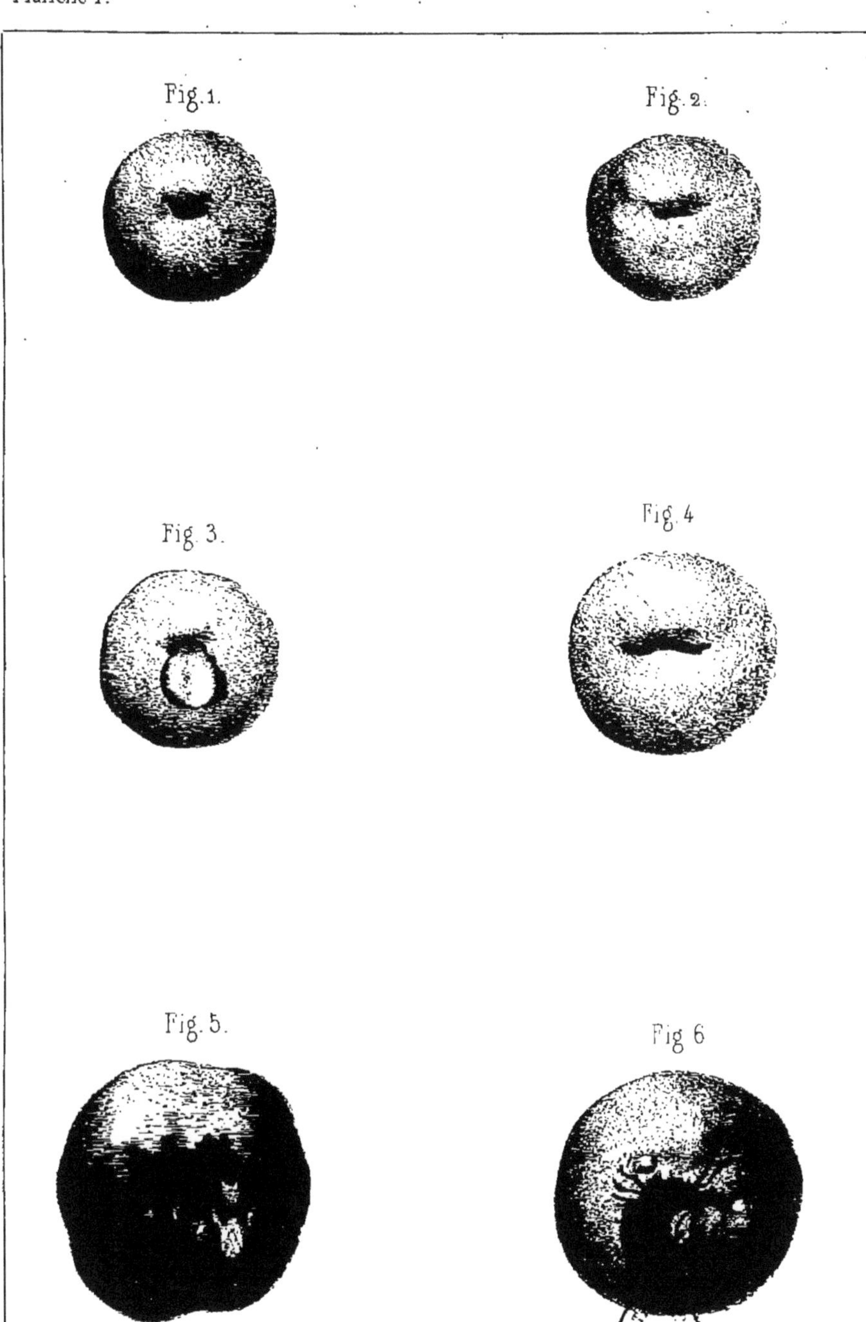

A.Després, ad nat. del.   Imp. Auguste Bry, 114, r. du Bac. Paris.   Bion, lith

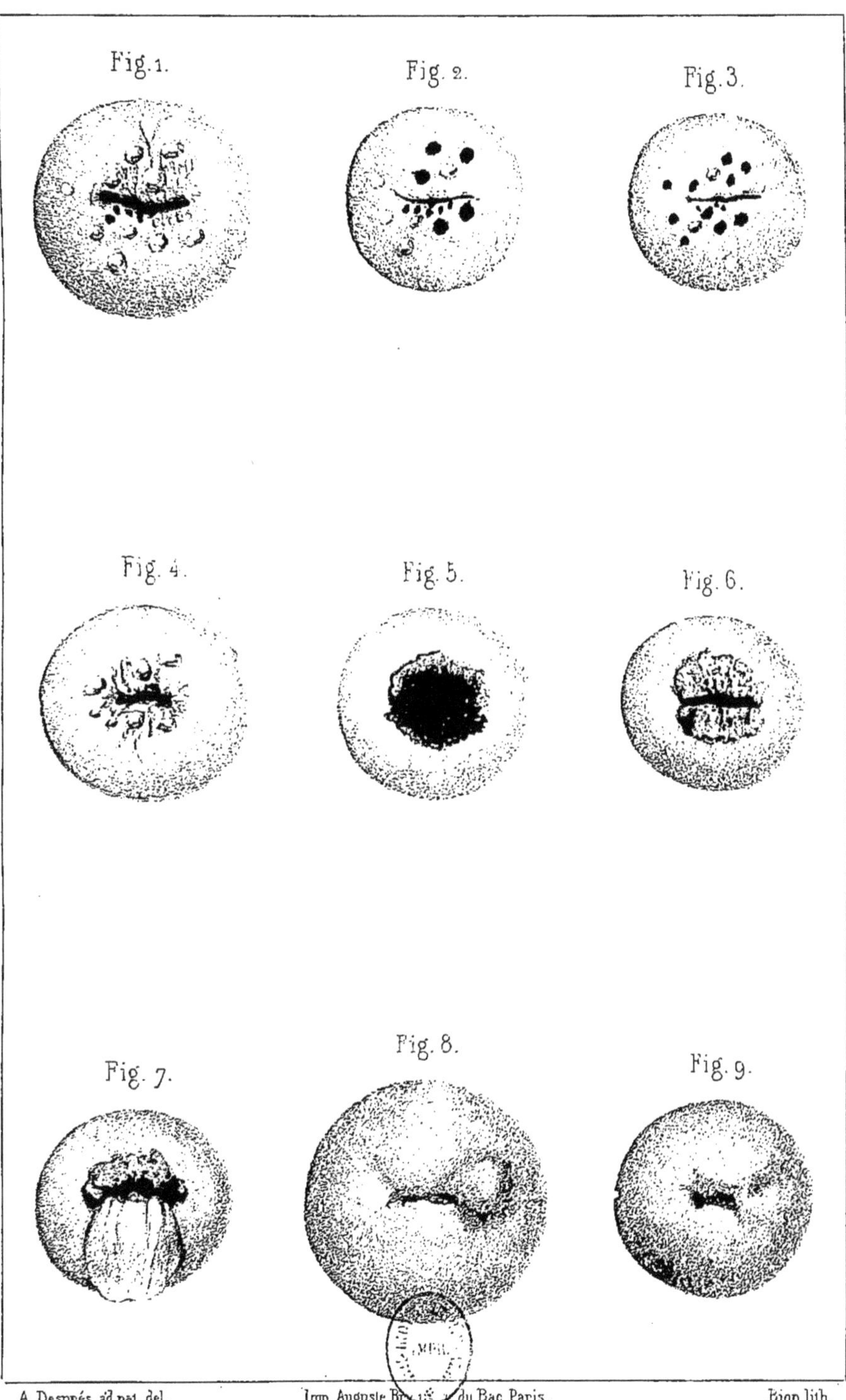

A. Després, ad nat. del.   Imp. Auguste Bry 1 ... du Bac Paris.   Bion lith.

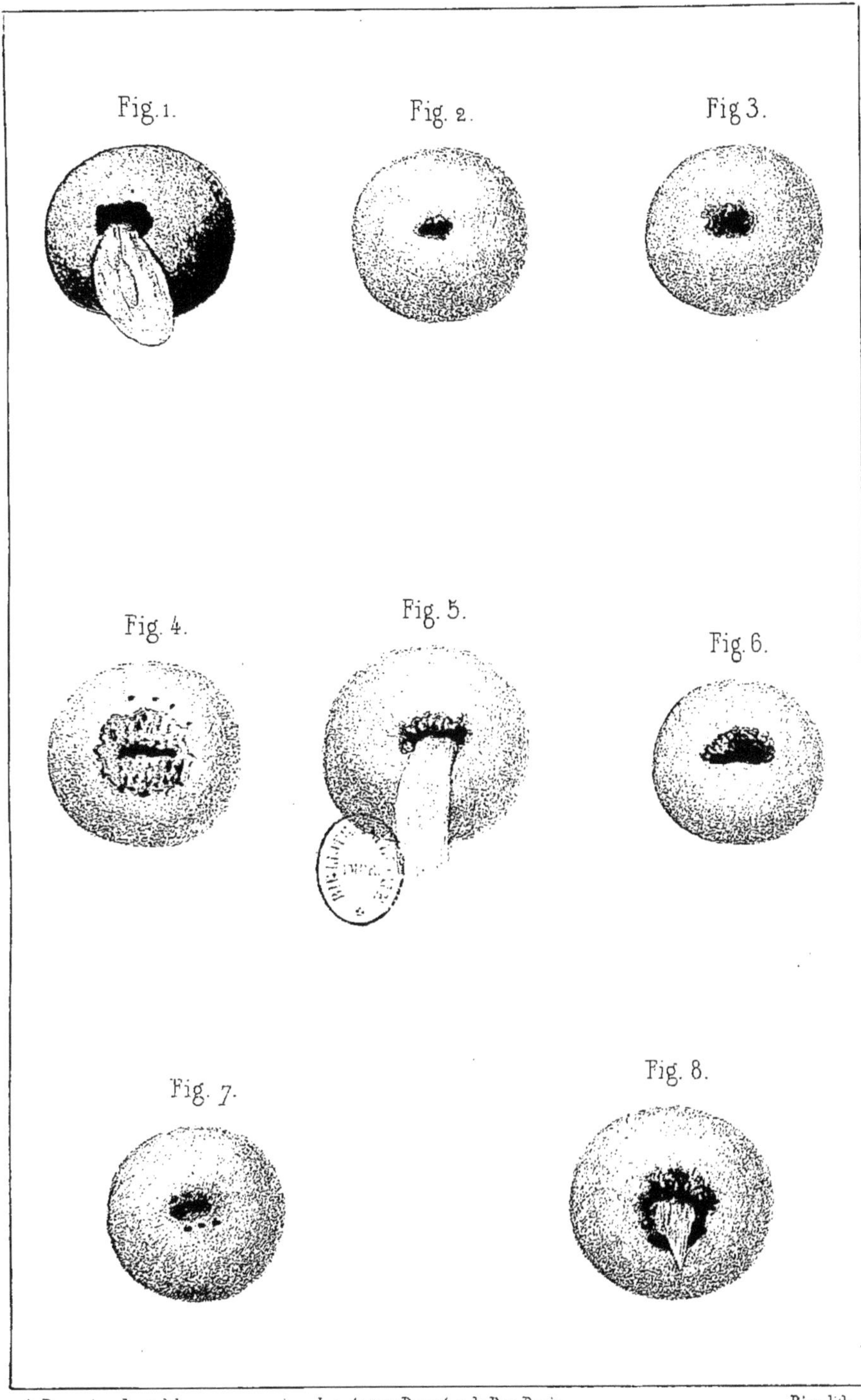

A. Després, ad nat. del.   Imp. Auguste Bry, 114, r. du Bac. Paris.   Bion lith.

Fig. 1.

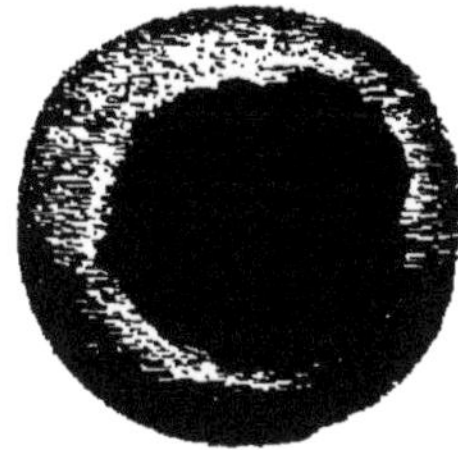

Fig. 2.

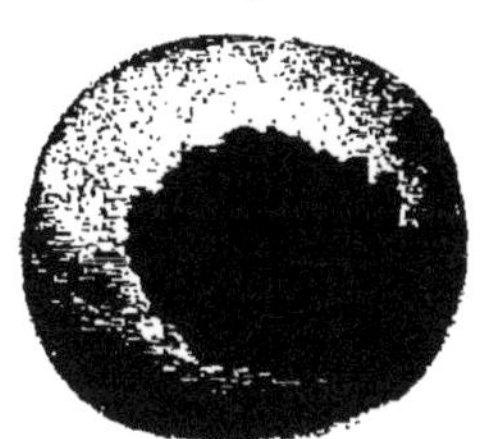

Fig. 3.

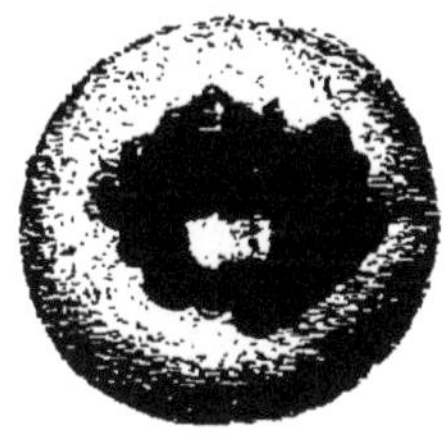

Fig. 4.

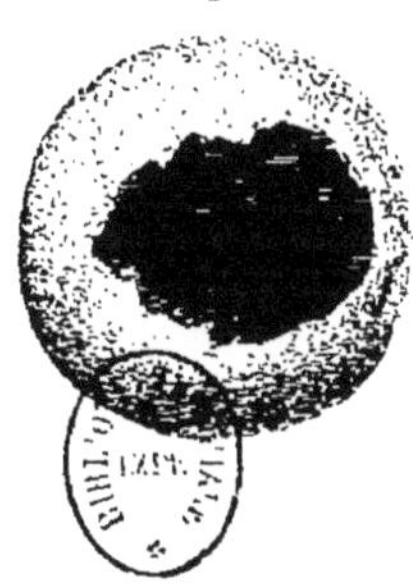

Fig. 5.

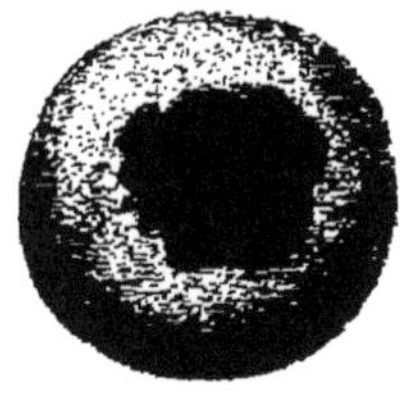

Fig. 6.

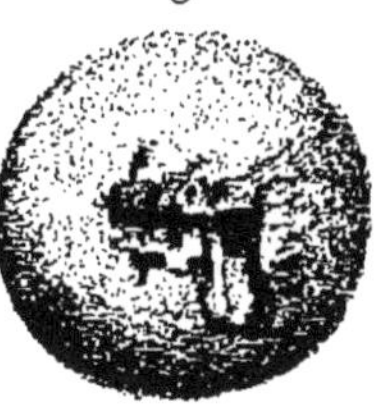

A. Després, ad nat. del.   Imp. Auguste Bry, u4, r. du Bac. Paris.   Bion lith.

Planche V.

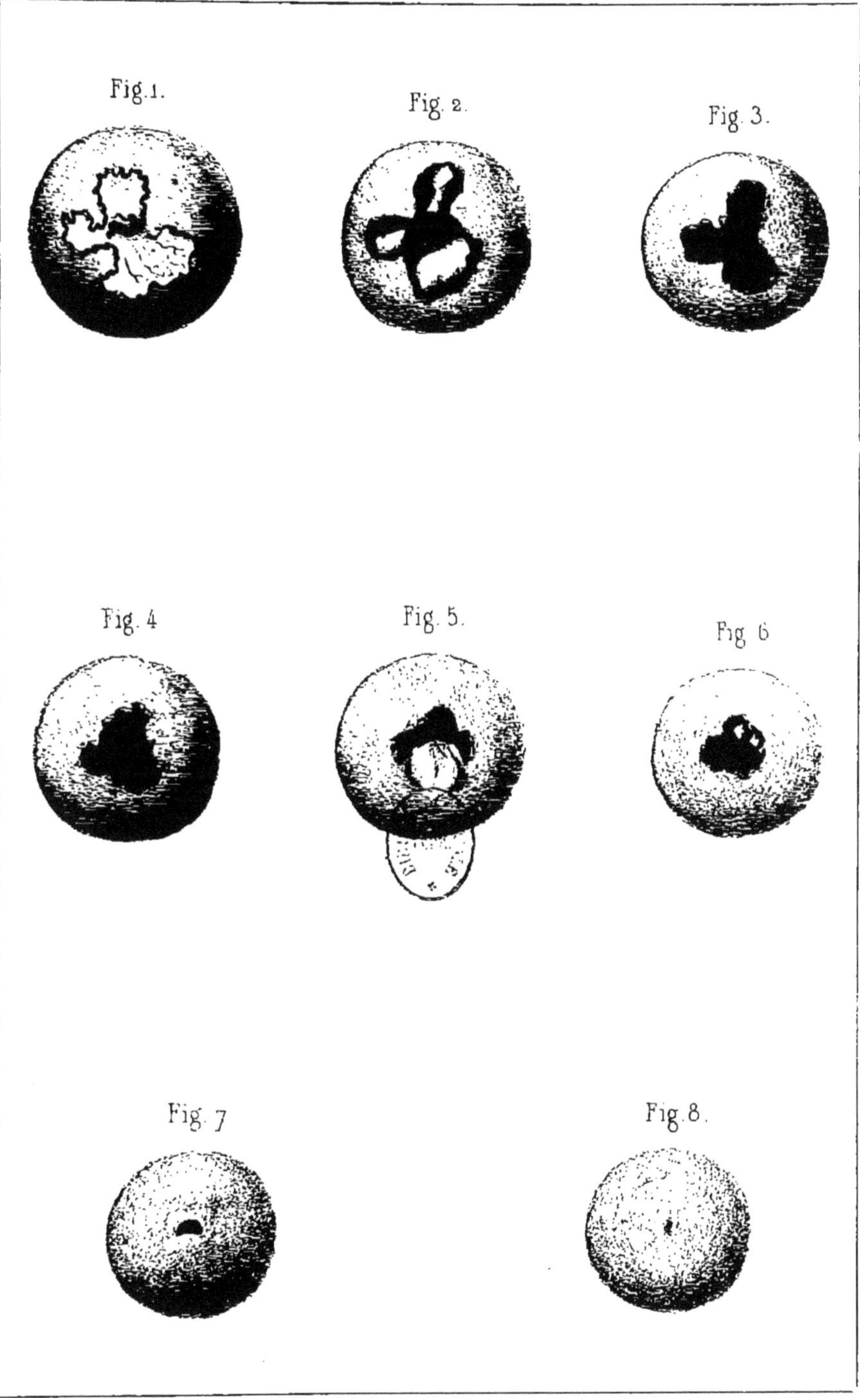

Fig. 1.   Fig. 2.   Fig. 3.

Fig. 4   Fig. 5.   Fig. 6

Fig. 7   Fig. 8.

A. Després, ad nat. del.   Imp. Auguste Bry, 114, r du Bac. Paris.   Bion lith.

Planche VI.

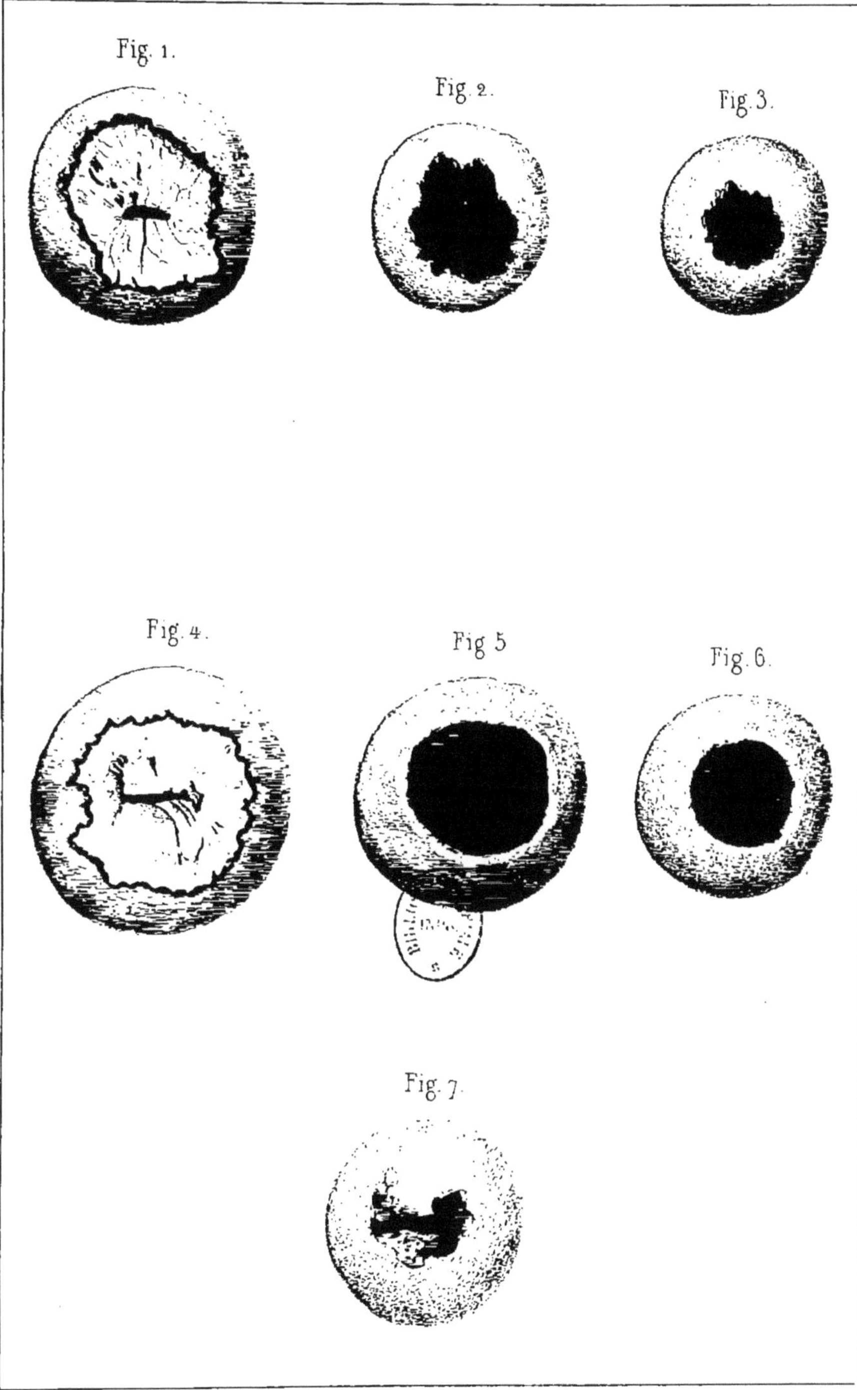

A. Després, ad nat del.   Imp. Auguste Bry, 114, r. du Bac. Paris   Bion lith.

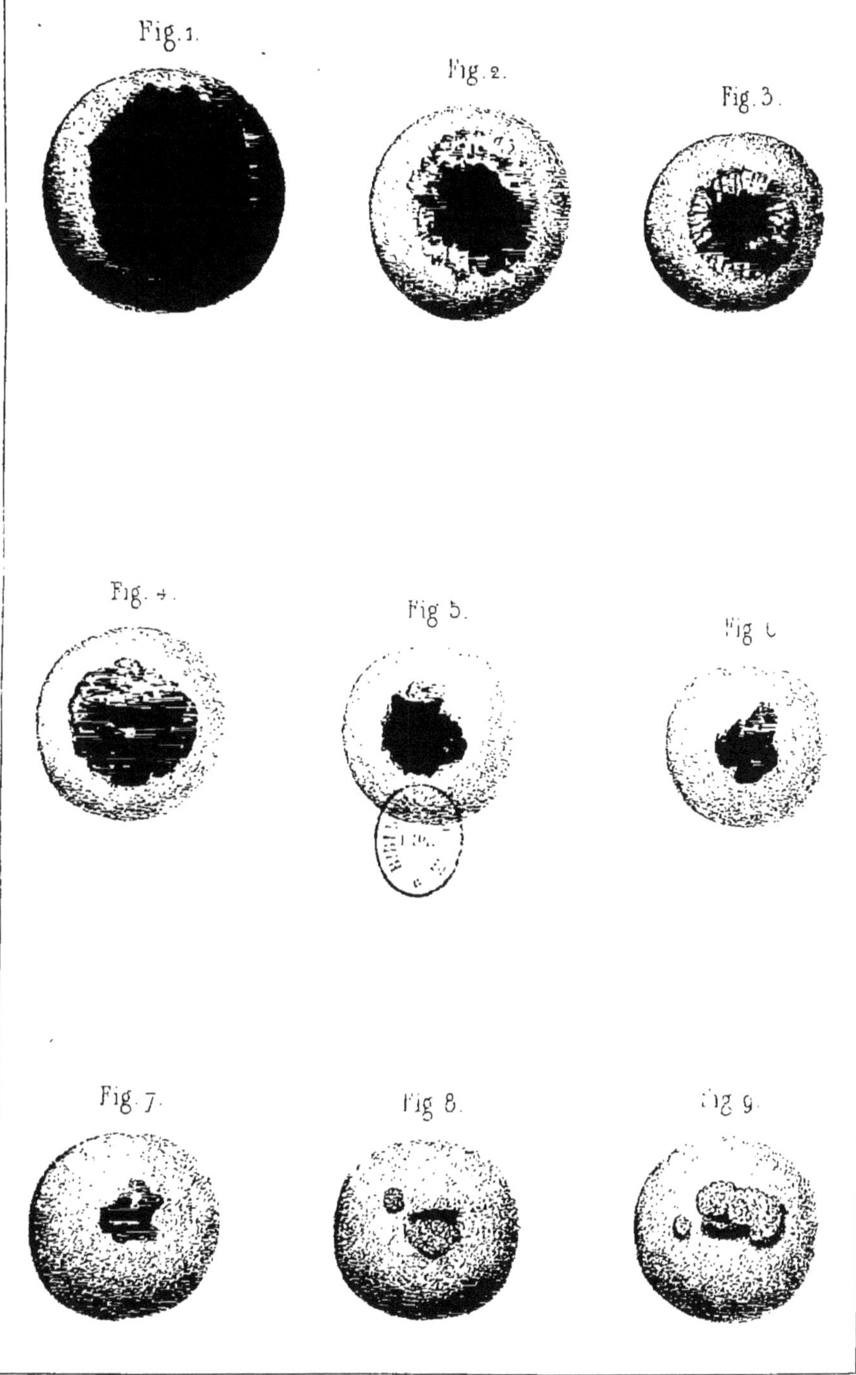

A. Després, ad nat. del.   Imp. Auguste Bry, 114, r. du Bac. Paris.   Bion lith.

CATALOGUE DES LIVRES DE FONDS

DE LA LIBRAIRIE

ADRIEN DELAHAYE

ANATOMIE, PHYSIOLOGIE, MÉDECINE

CHIRURGIE, ETC.

MÉDAILLE D'ARGENT

A l'Exposition universelle de 1867

PARIS

PLACE DE L'ÉCOLE-DE-MÉDECINE

—

1869

AVIS.

Indépendamment des ouvrages dont le titre figure dans ce Catalogue, nous nöus engageons à fournir, aux conditions les plus avantageuses, tous les livres, de quelque genre qu'ils soient.

Nous nous chargeons de faire venir, dans les quinze jours de la commande, tous les ouvrages publiés en Allemagne et en Angleterre.

Nous nous chargeons également de faire les commissions qui nous seront adressées de France et de l'étranger.

ON TROUVE A LA MÊME LIBRAIRIE toutes les Thèses de Doctorat et de Concours, et un grand nombre de Brochures et Mémoires sur les Sciences médicales.

Principaux correspondants chez lesquels se trouvent les ouvrages mentionnés dans ce Catalogue.

MM. COULET, à Montpellier.
CAMOIN, à Marseille.
COSNIER et LACHEZE, à Angers.
MEGRET, à Lyon.
GIMET, à Toulouse.
VERDIER, à Rennes.
FERET, à Bordeaux.
TREUTTEL et WURTZ, à Strasbourg.
LEBRUMENT, à Rouen.
DERIVAUX, à Strasbourg.
VELOPPÉ, à Nantes.
MASSIF, à Caen.
MAISONVILLE, à Grenoble.
E. PERRIN, à Mulhouse.

MM. MANCEAUX, à Bruxelles.
MAYOLEZ, à Bruxelles.
HIRSCHWALD, à Berlin.
BAILLY BAILLIÈRE, à Madrid.
CAMMELLI, à Florence.
DUMOLARD, à Turin.
LASTRES, à la Havane.
GEBETHENER et WOLFF, à Varsovie.
FANNIN, à Dublin.
H. BAILLIÈRE, à Londres.
JUNG-TREUTTEL, à Leipzig.
PINTO, à Rio-de-Janeiro.
CHERBULIEZ, à Genève.

Paris. — Imprimerie de E. MARTINET, rue Mignon, 2.

CATALOGUE DES LIVRES DE FONDS

DE LA LIBRAIRIE

ADRIEN DELAHAYE

NOTA. — Tous les ouvrages portés dans ce Catalogue sont expédiés par la poste, dans les départements et en Algérie, *franco* et sans augmentation sur les prix désignés. — Prière de joindre à la demande des *timbres-poste* pour une somme de moins de cinq francs ou un *mandat* sur Paris. — *On ne reçoit que les lettres affranchies.*

REVUE PHOTOGRAPHIQUE

DES HOPITAUX

Journal publié sous le patronage de l'administration de l'Assistance publique

PAR LES DOCTEURS

A. DE MONTMÉJA ET J. RENGADE

La Revue que nous avons l'honneur d'offrir au public médical a pour objet de publier les cas les plus intéressants recueillis dans les hôpitaux de Paris.

Un mode d'illustration, tout à fait nouveau en médecine, nous permet de joindre à cette Revue des planches, dont la vérité est toujours supérieure à celle de tout autre genre d'iconographie.

Les avantages de la photographie appliquée à la médecine ont valu un plein succès à la *Clinique photographique des maladies de la peau*, par MM. A. HARDY et A. DE MONTMÉJA. Nous espérons que, notre journal réunissant ces mêmes avantages et ceux qui peuvent résulter d'une plus grande expérience, saura mériter une pareille faveur.

M. le Directeur général de l'Assistance publique a bien voulu placer sous son patronage la nouvelle publication, et faire construire à l'hôpital Saint-Louis un magnifique atelier de photographie, qui est le rendez-vous de ce que la pathologie a de plus intéressant et de plus rare.

Notre journal aura le rare privilége de posséder, dans chacun de ses numéros, un ou plusieurs articles des maîtres les plus estimés de la science, des travaux sur les spécialités, sur la micrographie et les sciences accessoires ; on y lira les observations des cas représentés dans les planches, un compte-rendu des séances de l'Académie de médecine et des Sociétés savantes, une revue des principaux journaux et des analyses bibliographiques.

La *Revue photographique* paraîtra le 1er de chaque mois, à partir de janvier 1869. Chaque numéro se composera de 16 pages in-8 de texte avec gravures, et de 3 planches photographiques.

CONDITIONS DE L'ABONNEMENT :

Un an. **Six mois.**

FRANCE. 20 fr. — ÉTRANGER. 25 fr. | FRANCE. 11 fr. — ÉTRANGER. 13 fr.

Prix d'un numéro : 2 francs.

S'adresser, pour tout ce qui concerne l'administration, à M. Adrien DELAHAYE, libraire-éditeur, place de l'École-de-Médecine, à Paris ; pour la rédaction, à M. A. MONTMÉJA, 190, quai de Jemmapes, à Paris.

Agenda-Formulaire des médecins-praticiens, publié sous la direction de M. le Dr Bossu, paraissant tous les ans, du 1er au 10 décembre. 1 vol. in-18 de 400 pages, broché .... 1 fr. 75
Reliures depuis 3 fr. jusqu'à 9 fr.

Agenda-Memento du médecin pour 1869, suivi d'un Memento médical et pharmaceutique à l'usage des praticiens, 3e année. Petit in-12, cartonné à l'anglaise .... 1 fr. 50

Almanach général de médecine et de pharmacie, pour la ville de Paris et le département de la Seine, publié par l'administration de l'*Union médicale*, paraissant tous les ans du 1er au 10 décembre. 1 vol. in-18 d'environ 600 pages.............................. 3 fr. 50

Annuaire général des sciences médicales, par le Dr CAVASSE. 5 vol. (années 1857, 1858, 1859, 1860 et 1862). Prix de la collection... 20 fr.

ALLARD. **De la thérapeutique hydrominérale des maladies constitutionnelles, et en particulier des affections tégumentaires externes.** In-8 de 74 pages. Paris, 1860..................... 2 fr.

ALLARD. **Du traitement de la phthisie pulmonaire par les eaux d'Auvergne.** In-8 de 56 pages. Paris, 1863............... 1 fr. 50

ALLARD ET BOUCOMONT. **Les eaux thermo-minérales d'Auvergne, leur spécialité médicale, leur état actuel et leur avenir.** Grand in-8 de 110 pages. Paris, 1862........................... 2 fr. 50

ALMAGRO. **Étude clinique et anatomo-pathologique sur la persistance du canal artériel.** Mémoire accompagné de 3 planches, dont une coloriée. Paris, 1862................................. 3 fr. 50

ALUISON. **Essai statistique sur la pathogénie de la folie.** Grand in-8 de 43 pages. Paris, 1866............................... 1 fr. 50

AMYOT, médecin-dentiste, etc. **Odontologie.** Hygiène de la bouche. In-12 de 44 pages. Paris, 1867................................. 1 fr.

ANCEL. **Des ongles au point de vue anatomique, physiologique et pathologique.** In-8 de 147 pages et 5 figures dans le texte. Paris, 1868... 3 fr.

ANFRUN. **De la valeur diagnostique et pronostique de la température et du pouls dans quelques maladies.** In 8 de 95 pages et 13 tableaux. Paris, 1868............................... 3 fr.

ANGER (B.) ET WORTHINGTON. **Mélanomes.** In-8 de 46 pages et 3 planches. Paris, 1866............................... 1 fr. 50

AUDHOUI. **Pathologie générale de l'empoisonnement par l'alcool.** In-8 de 131 pages. Paris, 1868........................... 2 fr.

AUBURTIN. **Recherches cliniques sur les maladies du cœur,** d'après les leçons de M. le professeur Bouillaud ; précédées de *Considérations de philosophie médicale sur le vitalisme, l'organicisme et la nomenclature médicale*, par le professeur BOUILLAUD. 1 vol. in-8 de 448 pages... 3 fr. 50

AUBURTIN. **Recherches cliniques sur le rhumatisme articulaire aigu.** 1 vol. in-8. Paris, 1860........................... 3 fr. 50

AZÉMA. **De l'ulcère de Mozambique,** suivi d'un rapport lu à la Société de chirurgie de Paris, par M. Aug. CULLERIER, chirurgien de l'hôpital du Midi. In-8 de 87 pages. Paris, 1863........................... 2 fr.

BAIZEAU. **De l'héméralopie épidémique.** In-8 de 84 pages. 1861.

BASTARD. **Étude sur le traitement de la suette miliaire.** Avantage des bains tièdes. 1 vol. in-8 de 279 pages. Paris, 1867 . . . .   4 fr. 50

BAUCHET, chirurgien des hôpitaux de Paris. **Des lésions traumatiques de l'encéphale.** Paris, 1860. In-8 de 200 pages . . . .   3 fr.

BAUCHET. **Du panaris et des inflammations de la main.** Paris, 1859. 1 vol. in-8, 2ᵉ édition, revue et augmentée . . . .   3 fr. 50

BAUDOT (Edmond). **Examen critique de l'incubation appliquée à la thérapeutique.** 1858. Grand in-8 . . . .   1 fr. 25

BAZIN, médecin de l'hôpital Saint-Louis, etc. **Leçons sur la scrofule,** considérée en elle-même et dans ses rapports avec la syphilis, la dartre et l'arthritis. 1 vol. in-8, 2ᵉ édition, revue et considérablement augmentée. Paris, 1861 . . . .   7 fr. 50

BAZIN. **Leçons théoriques et cliniques sur les affections cutanées parasitaires,** professées à l'hôpital Saint-Louis, rédigées et publiées par Pouquet, revues et approuvées par le professeur. 2ᵉ édition, revue et augmentée. 1 vol. in-8 orné de 5 planches sur acier. 1862 . . . .   5 fr.

BAZIN. **Leçons théoriques et cliniques sur la syphilis et les syphilides,** professées à l'hôpital Saint-Louis par le Dʳ Bazin, publiées par le Dʳ Dubuc, revues et approuvées par le professeur. 2ᵉ édition considérablement augmentée. 1866. 1 vol. in-8 accompagné de 4 magnifiques planches sur acier, figures coloriées . . . .   10 fr.
Sépia . . . .   8 fr.

BAZIN. **Leçons théoriques et cliniques sur les affections cutanées de nature arthritique et dartreuse,** considérées en elles-mêmes et dans leurs rapports avec les éruptions scrofuleuses, parasitaires et syphilitiques, professées à l'hôpital Saint-Louis par le docteur Bazin, rédigées et publiées par le docteur J. Besnier, revues et approuvées par le professeur. 2ᵉ édition considérablement augmentée. 1868, 1 vol. in-8 . . . .   7 fr.

BAZIN. **Leçons théoriques et cliniques sur les affections cutanées artificielles et sur la lèpre, les diathèses, le purpura, les difformités de la peau,** etc., professées à l'hôpital Saint-Louis par le docteur Bazin, recueillies et publiées par le docteur Guérard, revues et approuvées par le professeur. Paris, 1862. 1 vol. in-8 . . . .   6 fr

BAZIN. **Leçons sur les affections génériques de la peau,** professées à l'hôpital Saint-Louis par le docteur Bazin, recueillies et publiées par les docteurs Baudot et Guérard, revues et approuvées par le professeur. Paris, 1862 et 1865. 2 vol. in-8 . . . .   11 fr.
Le tome II se vend séparément . . . .   6 fr.

BAZIN. **Examen critique de la divergence des opinions actuelles en pathologie cutanée,** leçons professées à l'hôpital Saint-Louis par le docteur Bazin, rédigées et publiées par le docteur Langronne, revues et approuvées par le professeur. 1 vol. in-8. Paris, 1866 . . . .   3 fr. 50

BAZIN. **Leçons sur l'emploi des eaux minérales dans le traitement des affections de la peau.** 1 vol. in-8. (*Sous presse.*)

BECQUEREL (Alfred). **Recherches cliniques sur la méningite des enfants.** In-8 de 128 pages. Paris, 1838 . . . .   1 fr.

BECQUEREL. **De la métrite folliculeuse ou granuleuse hémorrha-gique ou des fongosités utérines,** d'après les leçons professées à l'hôpital de la Pitié. In-8 de 15 pages. Paris, 1860.............. 50 c.

BECQUEREL. **Relation d'une épidémie d'affections pseudo-membra-neuses et gangréneuses,** qui a régné à l'hôpital des Enfants-Malades de Paris pendant le cours de l'année 1851. Paris. In-8 de 61 pages.. 1 fr. 50

BECQUEREL. **De l'empirisme en médecine.** Paris, 1844. 1 vol. in-8 de 82 pages..................................... 2 fr.

BECQUEREL. **Recherches sur la composition du sang dans l'état de santé et dans l'état de maladie,** par BECQUEREL et RODIER. Paris, 1843. In-8 de 128 pages..................................... 2 fr.

BECQUEREL. **Note** relative à quelques analyses du sang, des vomissements et des évacuations alvines, et des urines des cholériques. Paris, 1849. In-8 de 16 pages...................................... 50 c.

BECQUEREL. **Nouvelles recherches d'hématologie,** lues à l'Académie des sciences. Paris, 1852. In-8 de 54 pages................ 1 fr. 50

BECQUEREL. **Recherches sur les conferves des eaux thermales de Néris.** Paris, 1855. In-8 de 44 pages...................... 1 fr.

BECQUEREL. **Recherches sur la nature des lésions élémentaires des reins** dans le groupe d'affections comprises sous le terme générique de *maladie de Bright.* Paris, 1855. In-8 de 31 pages............ 1 fr. 25

BECQUEREL. **De l'albuminurie et de la maladie de Bright.** Mémoire présenté à l'Académie impériale de médecine. Paris, 1856. In-8 de 44 pages...................................... 1 fr.

BECQUEREL. **Des applications de l'électricité à la pathologie.** Leçons faites à l'hôpital de la Pitié. Paris, 1856. In-8 de 52 pages..... 1 fr. 50

BECQUEREL. **De l'état puerpéral;** résumé d'une série de leçons cliniques faites à l'hôpital de la Pitié. Paris, 1857. In-8 de 43 pages..... 1 fr. 25

BECQUEREL. **Analyse du lait des principaux types de vaches, chè-vres, brebis, bufflesses,** présentés au concours agricole universel de 1859. In-8 de 35 pages..................................... 75 c.

BECQUEREL. **Recherches sur les causes de phlegmasies chroniques de l'utérus,** la nature de l'état général morbide qui les accompagne, et le traitement qui leur convient. Paris, 1859. In-8 de 36 pages...... 75 c.

BECQUEREL. **Cours de pathologie générale,** fait à la Faculté de méde-cine de Paris. Paris, 1844. In-8 de 26 pages................ 50 c.

BECQUEREL. **Des eaux d'Ems.** Études sur les propriétés physiques, chi-miques et thérapeutiques de ces eaux. Paris, 1859. In-8 de 45 pages. 1 fr.

BELLOC. **De l'ophthalmie glaucomateuse,** son origine et ses divers modes de traitement. In-8 de 138 pages. Paris, 1867........... 3 fr.

BENNI. **Recherches sur quelques points de la gangrène spon-tanée** (accidents inopexiques et endartérite hypertrophique). In-8 de 140 pages. Paris, 1867.................................. 2 fr. 50

BERGEON. **Des causes et du mécanisme du bruit de souffle.** In-8 de 103 pages et 40 figures. Paris, 1868.................... 3 fr.

BERENGER-FÉRAUD. **Des fractures en V** au point de vue de leur gravité et de leur traitement. In-8 de 50 pages. Paris, 1864............ 1 fr. 50

BERNARD. **Étude sur la fièvre typhoïde.** In-8 de 95 pages. Paris, 1865.. 2 fr.

BERGERON (Georges). **Recherches sur la pneumonie des vieillards** (pneumonie lobaire aiguë). In-8 de 80 p. et 1 tableau. Paris, 1866. 2 fr. 50

BERNADET (Ch.). **Du catarrhe de la vessie chez les femmes réglées.** In-8 de 112 pages. Paris, 1865.............. 2 fr. 25

BERRUT. **De la constriction permanente des mâchoires et des moyens d'y remédier.** In-8 de 59 pages. Paris, 1867....... 1 fr. 50

BERTIN, professeur agrégé à la Faculté de médecine de Montpellier. **De la Ménopause,** considérée principalement au point de vue de l'hygiène. In-8 de 179 pages. Paris, 1866.................... ... . 3 fr.

BERTIN. **Étude pathogénique de la glucosurie.** In-8 de 90 pag. 2 fr.

BERTIN. **Étude pathogénique de la glucosurie,** embrassant l'histoire, les causes, la nature et le traitement de ce symptôme morbide. In-4 de 80 pages. Paris, 1866.................................... 2 fr.

BERTIN. **La tuberculose,** in-8, 1868................... 1 fr.

BERTIN. **Étude clinique de l'emploi et des effets du bain d'air comprimé dans le traitement des maladies de poitrine,** etc., 2ᵉ édition. 1 vol. in-8 de 741 pages et 1 planche, 1868............... 7 fr. 50

BERTHOLLE. **Des corps étrangers dans les voies aériennes.** In-8 de 127 pages. Paris, 1866.................................. 2 fr.
Mémoire couronné par l'Académie impériale de médecine.

BESNIER (J.). **Recherches sur la nosographie et le traitement du choléra épidémique,** considéré dans ses formes et ses accidents secondaires (épidémies de 1865 et 1866). In-8 de 192 pages, avec figures intercalées dans le texte. Paris, 1867...................... 3 fr. 50

BEYRAN. **De l'uréthrotomie dans le traitement des rétrécissements de l'urèthre,** indications et contre-indications. In-8 de 19 pages. 1865.. .... 75 c.
Mémoire récompensé par l'Académie impériale de médecine.

BEYRAN. **Leçons sur les maladies des voies urinaires.** In 8 de 35 pages. Paris, 1866........................... 1 fr. 25

BEYRAN. **Diagnostic différentiel des affections du testicule,** leur symptomatologie et leur traitement. In-4. 1850............ 1 fr. 25

BIDLOT. **Études sur les diverses espèces de phthisie pulmonaire et sur le traitement applicable à chacune d'elles.** 1 vol. in-8° de 253 pages. Paris, 1868................ .... 4 fr.

BIVORT. **Observations et études sur les causes, la prophylaxie et le traitement de la fièvre typhoïde.** In-8. 1867............ 2 fr.

BLANC. **De l'action du soufre et des sulfureux dans le traitement de la syphilis.** In-8 de 47 pages. Paris, 1867.... ... . 1 fr. 50

BOBOEUF, lauréat de l'Institut. **De l'acide phénique, de ses dissolutions aqueuses et du phénol sodique.** De leurs applications à l'hygiène, à la thérapeutique et à l'industrie. In-8 de 68 pages. Paris, 1866. 1 fr. 50

BOIS. **Thérapeutique de la méthode des injections sous-cutanées.** Paris, 1864. In-8 de 32 pages...................... 1 fr.

BONNEJOY. **Des moyens pratiques de constater la mort par l'électricité, à l'aide de la faradisation.** In-8 de 32 pages..... 1 fr. 25

BONNIÈRE. **Essai théorique et pratique sur la blennorrhagie de nature rhumatismale.** In-8 de 48 pages. Paris, 1866...... 1 fr. 50

BOSSU (A.), médecin en chef de l'infirmerie Marie-Thérèse, etc. **Anthropologie,** ou étude des organes, fonctions, maladies de l'homme et de la femme. 5ᵉ édition. 2 vol. et atlas. Avec figures noires.......... 15 fr.
     Avec figures coloriées................................ 21 fr.

BOSSU. **Traité des plantes médicinales indigènes,** précédé d'un cours de botanique. 2ᵉ édition. 2 vol. in-8 et atlas. Paris, 1862. Avec figures noires.. 13 fr.
     Avec figures coloriées................................ 22 fr.

BOUCHER. **Étude sur les kystes congénitaux du cou.** In-8 de 111 pages. 1868... 2 fr.

BOUCHAUD, ancien interne de la Maternité de Paris. **De la mort par inanition et études expérimentales sur la nutrition chez le nouveau-né.** In-8 de 128 pages et 4 tableaux. Paris, 1864....... 2 fr. 50

BOURDY. **Des tumeurs fibro-plastiques sous-cutanées des membres.** In-8. 1868................................... 1 fr. 50

BOURGOIN. **Électrochimie. Nouvelles recherches électrolytiques.** In-8. 1868....................................... 1 fr. 50

BOURJEAURD (P.). **De la compression élastique et de son emploi en médecine et en chirurgie.** Grand in-8. Paris, 1860...... 1 fr. 50

BOURREAU. **Choléra mode de propagation et moyens préservatifs.** In-8. 1868.. 1 fr. 50

BOURROUSSE DE LAFFORE. **Des taches de la cornée,** et des moyens de les faire disparaître. Grand in-8 de 36 pages. 1860......... 1 fr. 50

BOYER (Jules). **Guérison de la phthisie pulmonaire,** et moyens de prévenir cette maladie à l'aide d'un traitement nouveau. 7ᶜ édition. Paris, 1868. In-8 de 112 pages .... 1 fr. 50

BRACHET. **Traité de l'hystérie.** 1 vol. in-8................ 3 fr. 50

BRACHET. **Traité pratique des convulsions dans l'enfance.** 2ᶜ édit. 1 vol. in-8.. 3 fr. 50

BRACHET. **Traité pratique de l'hypochondrie.** 1 vol. in-8.. 3 fr. 50

BRÉBANT. **Choléra épidémique,** considéré comme affection morbide personnelle, physiologie pathologique et thérapeutique rationnelle. 1 vol. in-8. 1868... 5 fr.

BRÉBANT. **Principe de physiologie pathologique appliquée.** In-8 de 114 pages. Paris, 1867.................................. 2 fr.

BRIAU. **Mémoire sur quelques difficultés de diagnostic dans les maladies chroniques des organes pulmonaires.** Paris, 1859. In-8 de 38 pages... 1 fr.

BRICHETEAU. **De la saignée,** effets physiologiques et indications thérapeutiques. In-8, 1868........................... 1 fr. 50

BROCA (Paul), professeur agrégé de la Faculté de médecine de Paris, chirurgien des hôpitaux, etc. **Études sur les animaux ressuscitants.** Paris, 1860. In-8 avec figures gravées.................................... 3 fr.

BROCA. **Sur l'anesthésie chirurgicale hypnotique.** In-8 de 16 pages. 1859... 50 c.

BRUNET. **Recherches sur les néomembranes et les kystes de l'arachnoïde.** In-4 de 96 pages................................. 1 fr. 50

CABOT. **De la tarsalgie ou arthralgie tarsienne des adolescents.** In-8 de 92 pages. Paris, 1866 .... 2 fr.

CAISSO (B.). **Recherches cliniques et anatomo-pathologiques sur la fièvre typhoïde.** 1 vol. in-8 de 335 pages. Paris, 1864.......... 5 fr.

CAIZERGUES. **Du névrome,** observations et réflexions. Paris, 1867. In-8 de 113 pages.... .... 2 fr. 50

CAMPANA. **Considérations nouvelles sur l'origine de l'hypertrophie et de la dilatation du cœur.** Paris, 1861. In-4 de 78 pages. 1 fr. 50

CARBONELL. **De l'uréthrotomie externe.** Paris, 1866. In-8 de 52 pages.. 1 fr. 50

CARCASSONNE. **Un cas de hoquet grave.** 1868. .... 75 c.

CARESME. **Recherches cliniques relatives à l'influence de la grossesse sur la phthisie pulmonaire.** In-8 de 151 pages. Paris, 1866.
3 fr.

CARRE, lauréat de l'Académie impériale de médecine de Paris. **Recherches nouvelles sur l'ataxie locomotrice progressive** (myélophthisie ataxique), considérée surtout au point de vue de l'anatomie et de la physiologie pathologique. 1 vol. grand in-8 de 350 pages, accompagné de 3 planches lithographiées. Paris, 1865........................ 6 fr.

CARRERA. **Essai sur les tumeurs fibro-plastiques des os.** In-8, 1865, avec 4 planches...................................... 3 fr.

CARRIÈRE. **De la tumeur hydatique alvéolaire** (tumeur à échinocoques multiloculaire), in-8 de 190 pages, avec 1 planche en chromo-lithographie. Paris, 1868... 3 fr. 50

CASTAN. **Compte rendu des principales maladies** observées dans le service de la clinique médicale de Montpellier. Montpellier, 1867. In-8 de 94 pages... 2 fr.

CASTAN. **Utilité de la pathologie générale.** In-8............. 1 fr.

CASTELLANOS. **De l'hypertrophie du ventricule gauche.** In-8. 1868.
1 fr. 25

CASTIER. **Étude clinique sur le sarcocèle tuberculeux.** Paris, 1866. In-8 de 47 pages.................................... ..... 1 fr. 50

CAULET, médecin-inspecteur des eaux, etc. **Remarques sur l'action sédative immédiate des sources ferrugineuses de Forges-les-Eaux.** In-8. 1868... 1 fr.

CAULET. **Notice sur les sources ferrugineuses et l'établissement thermal de Forges-les-Eaux.** Paris, 1867. In-8 de 56 pages. 1 fr. 50

CAUVY. **Des fractures du crâne.** 1 vol. in-8 avec 3 planches photographiées. 1868 .... 5 fr.

CAYRADE. **Recherches critiques et expérimentales sur les mouvements réflexes.** 1 vol. in-8 de 185 pages. Paris, 1864 .... 3 fr. 50

CAYRADE. **Études sur les poisons convulsivants de la picrotoxine.** 1866, in-8 de 31 pages .... 1 fr.

CAZENAVE DE LA ROCHE. **Dix-sept années de pratique aux Eaux-Bonnes.** Paris, 1867. 1 vol. in-8 de 230 pages .... 3 fr. 50

CAZENAVE. **Du tremblement des mains et des doigts**, et description de deux machines orthopédiques, à l'aide desquelles les malades qui ont été amputés du poignet droit, ou qui ont un tremblement oscillatoire de la main droite peuvent écrire. In-8 de 79 pages, 1855 .... 1 fr. 50

CAZENAVE (A.), ancien médecin de l'hôpital Saint-Louis. **Pathologie générale des maladies de la peau**, 1 vol. in-8. 1868 .... 7 fr.

CAZENAVE (A.). **Compendium des maladies de la peau et de la syphilis.** Cet ouvrage sera publié par fascicules de 160 pages environ, qui paraîtront tous les deux mois ; le 1er est en vente. Prix de chaque.. 3 fr.

CHABRAND, médecin de l'hôpital civil de Briançon, etc. **Du goître et du crétinisme endémiques et de leurs véritables causes.** Paris, 1864. In-8 de 92 pages .... 2 fr.

CHANCEREL. **Historique de la gymnastique médicale** depuis son origine jusqu'à nos jours. In-8 de 70 pages. Paris, 1864 .... 2 fr.

CHARAZAC, docteur en médecine, etc. **La clef du diagnostic**, ou *ade mecum* de l'élève et du praticien. Sémiologie, description, traitement. 1866, 1 vol. in-12 de 470 pages. .... 5 fr.

CHARCOT, professeur agrégé à la Faculté de médecine de Paris, médecin de l'hospice de la Salpêtrière, etc. **Leçons cliniques sur les maladies des vieillards et les maladies chroniques**, recueillies et publiées par le docteur Ball, professeur agrégé à la Faculté de médecine de Paris, etc. 1868, 1 vol. in-8 avec figures intercalées dans le texte, et 3 planches en chromolithographie, avec un joli cartonnage en toile .... 6 fr. 50

2e série, publiée par le docteur Ch. Bouchard. Deux fascicules sont en vente. Prix de chaque .... 1 fr.

CHARCOT. **De la pneumonie chronique.** In-8 de 67 pages et une planche gravée sur acier. Paris, 1860 .... 2 fr.

CHARCOT. **L'intoxication saturnine exerce-t-elle une influence sur le développement de la goutte ?** Paris, 1863 .... 50 c.

CHARCOT. **Sur la claudication intermittente** observée dans un cas d'oblitération complète de l'une des artères iliaques primitives. In-8, 1859 .... 50 c.

CHARLE. **Des ulcérations de la langue dans la coqueluche.** In-8 de 34 pages. Paris, 1864 .... 1 fr.

CHASSAIGNAC. **Des tumeurs de la voûte du crâne.** 1 vol. in-8, 1848 .... 2 fr.

CHASSAIGNAC. **Des plaies de la tête.** In-8, 1842 .... 3 fr.

CHÉDEVERGNE. De la fièvre typhoïde et de ses manifestations congestives, inflammatoires et hémorrhagiques vers les principaux appareils de l'économie (cerveau, moelle, poumons, etc.), stéatose du foie. 1 vol. in-8 de 238 pages. Paris, 1864 .... 3 fr. 50

CHÉDEVERGNE. Du traitement des plaies chirurgicales et traumatiques par les pansements à l'alcool (eau-de-vie camphrée). In-8 de 39 pages. Paris, 1864 .... 1 fr. 25

CHEREAU. Notice sur les anciennes écoles de médecine *de la rue de la Bucherie*, lettre adressée à M. le Dr Latour. Gr. in-8 de 32 pages avec un plan et une vue. Paris, 1866 .... 1 fr. 25

CHÉRON. Observations et recherches sur la folie consécutive aux maladies aiguës. In-8 de 104 pages. 1866 .... 2 fr.

CHEVALIER (Arthur). L'étudiant micrographe. Traité théorique et pratique du microscope et des préparations. Ouvrage orné de planches représentant 300 infusoires et de 200 figures dans le texte. 2e édition, augmentée des applications à l'étude de l'anatomie, de la botanique et de l'histologie, par MM. Alphonse de Brebisson, Henry van Heurck et G. Pouchet. 1 vol. in-8 de 563 pages. 1865 .... 7 fr. 50

CHEVALIER. Le trichinoscope et ses applications aux usages domestiques et à l'examen des trichines. In-8, 1866 .... 1 fr.

CHEVALIER. Manuel de l'étudiant oculiste, traité de la construction et de l'application des lunettes pour les affections visuelles. 1 vol. in-18 jésus de 300 pages et 90 figures intercalées dans le texte. Paris, 1868..... 3 fr.

CHEVALIER. L'art de l'opticien et ses rapports avec la construction et l'application des lunettes. Paris, 1863. In-8 de 28 pages............. 50 c.

CHRISTOT. Recherches anatomiques et physiologiques sur la moelle des os longs. In-8 de 160 pages. Paris, 1865.......... 3 fr.

CHOMEL. Recherches sur les altérations des reins dans le rhumatisme aigu. In-8, 1868...............................: 1 fr. 50

CIAUDO. De la pneumonie caséeuse. In-8, 1868......... 1 fr. 50

CLAPARÈDE. Études sur les bains de mer, conseils aux baigneurs. In-8. Paris, 1865....................................... 1 fr. 50

CLERC. Du chancroïde syphilitique. In-8. Paris, 1854......... 75 c.

COLOMBEL. Recherches sur l'arthrite sèche. Mémoire in-4 de 120 pages. Paris, 1862... 2 fr.

COMMENGE. Recherches faites à Saint-Lazare sur la vaccination et la revaccination. Mémoire adressé à l'Académie de médecine et honoré d'une médaille d'argent. In-8 de 30 pages. Paris, 1862......... 75 c.

CONSTANS, inspecteur général du service des aliénés. **Relation sur une épidémie d'hystéro-démonopathie** en 1861. 2e édition, in-8 de 130 pages. Paris, 1863...................................... 2 fr.

COOPER (Samuel). Traité élémentaire de pathologie chirurgicale. 1 vol. in-8... 4 fr. 50

CORBEL-LAGNEAU. Nouveau traitement respiratoire des maladies chroniques de la poitrine. In-8 de 44 pages, 1861........ 1 fr. 25

CORNARO. **L'art de vivre longtemps et en bonne santé,** traduit de l'italien de L. Cornaro, sur l'édition de 1646, par le Dr J. Patezon, médecin inspecteur des eaux de Vittel. Paris, 1861, in-8 de 44 pages...... 1 fr.

COSTE. **Etude clinique sur le cancer de l'œil.** In-8 de 115 pages. Paris, 1866.. 2 fr. 50

CULLERIER, chirurgien de l'hôpital du Midi, etc. **Des affections blennorrhagiques : Leçons cliniques** professées à l'hôpital du Midi, recueillies et publiées par le Dr Royet, suivies d'un Mémoire thérapeutique, revues et approuvées par le professeur. Paris, 1861. 1 vol. in-8 de 248 pages. 4 fr.

DACOROGNA. **De l'influence des émanations volcaniques** sur les êtres organisés particulièrement, étudiée à Santorin pendant l'éruption de 1866. In-8 de 159 pages. 1867.................................. 3 fr.

DANCEL (physiologie appliquée). **Les formes du corps humain corrigées,** et par suite les facultés intellectuelles perfectionnées par l'hygiène. In-8 de 115 pages. Paris, 1865.......................... 2 fr.

DANCEL. **Hygiène.** Nouveaux préceptes pour diminuer l'embonpoint sans altérer la santé, avec 3 photographies. 1867...................... 5 fr.

DANCEL. **De l'influence des boissons et de l'alimentation aqueuse dans la production du lait.** In-8 de 16 pages, 1866........... 50 c.

DANIS. **Etudes sur la dysentérie** au point de vue de l'étiologie, de la nature et du traitement, suivies de considérations générales sur toute une classe de maladies, les septicémies ou maladies par empoisonnement du sang. In-8 de 104 pages. Valenciennes, 1862........................... 2 fr.

DANJOY. **De la phthisie pulmonaire,** dans ses rapports avec les maladies chroniques. In-4 de 61 pages. Paris, 1862................. 1 fr. 50

DANTON (A.). **Essai sur les hémorrhagies intra-oculaires.** Grand in-8 de 82 pages. Paris, 1864.................................. 2 fr.

DAUDÉ. **Traité de l'érysipèle épidémique.** 1 vol. in-8 de 344 pages, 1867. *Ouvrage récompensé par l'Académie impér. de médecine.* 5 fr. 50

DAVREUX. **Considérations cliniques sur le choléra,** principalement au point de vue du pronostic et du traitement. In-8 de 81 pages, 1867. 2 fr.

DECLAT. **Nouvelles applications de l'acide phénique en médecine et en chirurgie,** aux affections occasionnées par les mycrophytes, les microzoaires, les virus, les ferments, etc. 1 vol. in-8, de 200 pages. Ouvrage orné de 6 photographies. Paris, 1865........................... 5 fr.

DECLAT. **Observations sur la curation des maladies organiques de la langue,** précédées de considérations sur les causes et le traitement des affections cancéreuses en général. (*Sous presse.*)

DECORI. **Relation de l'épidémie de choléra de 1865,** à l'hôpital Saint-Antoine. In-8 de 91 pages. Paris, 1866..................... 2 fr.

DEHOUX. **Du mouvement organique et de la synthèse animale.** Paris, 1861. In-8 de 132 pages....................... 2 fr. 50

DELFAU. **Déontologie médicale.** Devoirs et droits des médecins vis-à-vis de l'autorité, de leurs confrères et du public. Ouvrage couronné. 1 vol. in-12 de 316 pages. Paris, 1868.......................... 4 fr.

DELEAU, médecin en chef à la Roquette. **Traité pratique sur les applications du perchlorure de fer en médecine.** Paris, 1860. 1 vol. in-8 de 272 pages . . . . 4 fr.

DELSOL. **Du mal perforant du pied.** In-8 de 67 p. Paris, 1864. 1 fr. 50

DELZENNE. **Des doctrines et des connaissances nouvelles en syphiliographie.** In-8 de 84 pages, 1867. . . . . 2 fr.

DENAMIEL. **Traité de la lithotritie, nouvelle méthode d'écrasement des calculs vésicaux.** 1 vol. in-8, 1868. . . . . 3 fr.

DEPAUL, professeur de clinique d'accouchements à la Faculté de médecine de Paris, membre de l'Académie impériale de médecine. **Nouvelles recherches sur la véritable origine du virus vaccin.** In-8 de 47 pages. Paris, 1864 . . . . 1 fr. 25

DEPAUL. **De l'origine réelle du virus vaccin.** Réponse aux objections qui ont été faites à mes nouvelles recherches sur la véritable origine du virus vaccin. Paris, 1864. In-8 de 43 pages. 1 fr. 25

DEPAUL. **De l'opération césarienne.** Paris, 1861. In-8 de 50 pages . . . . 1 fr. 50

DEPAUL. **La syphilis vaccinale** devant l'Académie impériale de médecine. In-8 de 86 pages. Paris, 1865. . . . . 2 fr.

DEPAUL. **De l'oblitération complète du col de l'utérus chez la femme enceinte,** et de l'opération qu'elle réclame. In-8 de 47 pages. Paris, 1860. . . . . 1 fr. 25

DEPAUL. **Leçons de clinique obstétricale,** professées à l'hôpital des cliniques. 1 vol. in-8. (*Sous presse.*)

DESLÉONET. **Théorie générale des instruments à vent,** thèse présentée au concours pour l'agrégation (section des sciences physiques). In-8 de 80 pages. Paris, 1863 . . . . 1 fr. 50

DESMARRES. **Mémoire** sur une nouvelle méthode d'employer le nitrate d'argent dans quelques ophthalmies. In-8, 1842 . . . . 1 fr. 50

DESNOS, médecin du bureau central des hôpitaux de Paris, etc. **De l'état fébrile.** In-8 de 112 pages. Paris, 1866 . . . . 2 fr.

DESPONTS. **Traitement de l'héméralopie par l'huile de foie de morue à l'intérieur.** In-8 de 63 pages. Paris, 1863 . . . . 1 fr. 50

DESPRÉS (A.), professeur agrégé de la Faculté de médecine de Paris, chirurgien des hôpitaux, etc. **Des tumeurs des muscles.** In-8 de 142 p., 1866 . . . . 3 fr. 50

DESPRÉS (A.). **Traité de l'érysipèle.** 1 vol. in-8 de 224 pages. Paris, 1862 . . . . 3 fr. 50

DESPRÉS (A.). **De la hernie crurale.** In-8 de 138 pages. Paris, 1863. 3 fr.

DESPRÉS (A.). **Essai sur le diagnostic des tumeurs du testicule.** In-4 de 83 pages. Paris, 1861 . . . . 2 fr.

DESPRÉS (A.). **Traité du diagnostic des maladies chirurgicales** (Diagnostic des tumeurs). 1 vol. in-8 de 400 pages, avec figures dans le texte. 1868 . . . . 6 fr.

DEVALZ, médecin consultant aux Eaux-Bonnes. **De l'action des Eaux-**

Bonnes dans le traitement des affections de la gorge et de la poitrine. In-8 de 167 pages. Paris, 1865.................. 2 fr. 50

DIDAY (de Lyon). **Sur un procédé de vaccination préservatrice de la syphilis constitutionnelle.** In-8°, 1849................. 1 fr. 50.

DIDIOT. **Relation médico-chirurgicale de l'expédition de Cochinchine** en 1861–1862. Grand in-8 de 92 pages, 1865............ 2 fr.

DODEUIL. **Recherches sur l'altération sénile de la prostate et sur les valvules du col de la vessie.** In-8 de 108 p., Paris, 1866.. 2 fr. 50

DOLBEAU, professeur à la Faculté de médecine de Paris, chirurgien des hôpitaux, etc. **Traité pratique de la pierre dans la vessie.** 1 vol. in-8 de 424 pages, avec 14 figures dans le texte. Paris. 1864............ 7 fr.

DOLBEAU. **De l'emphysème traumatique.** 1860. In-8......... 2 fr.

DOLBEAU. **De l'épispadias,** ou fissure uréthrale supérieure et de son traitement. Paris, 1861. In-4 de 35 pages et 44 planches représentant douze sujets.. 5 fr.

DOYÈRE. **Recherches sur l'alucite des céréales, l'étendue de ses ravages et les moyens de les faire cesser,** suivies de quelques résultats relatifs à l'ensilage des grains. 1 vol. in-4 avec figures et planches, 1853... 3 fr. 50

DOYÈRE. **Mémoire** sur la respiration et la chaleur humaine dans le choléra. Grand in-8, 1863... 3 fr.

DRASCH. **Maladies du foie et de la rate,** d'après les observations faites dans les pays riverains du bas Danube. 1860. In-8 de 62 pages.. 1 fr. 50

DUBLANCHET. **Etude clinique sur les plaies du globe oculaire.** Grand in-8 de 124 pages. Paris, 1866.............................. 3 fr.

DUBOIS (Paul). **Étude sur quelques points de l'ataxie locomotrice progressive.** In-8, 1868................................. 2 fr.

DUBREUIL. **Des indications que présentent les luxations de l'astragale.** Mémoire in-4 de 41 pages et 1 planche, 1864............. 2 fr.

DUBREUIL. **De l'iridectomie.** In-8 de 89 pages. 1866............ 2 fr.

DUBUC (Alfred). **Des syphilides malignes précoces.** 1 vol. in-8 de 154 pages. Paris, 1864................................... 3 fr.

DUCELLIER. **Étude clinique sur la tumeur à échinocoques multiloculaires du foie et des poumons.** In-8 de 19 pages, avec 2 planches chromolithographiées, 1868............................. 1 fr. 50

DUFOUR. **Etude sur le ramollissement du cerveau.** In-4° de 95 pages. 1866.. 1 fr. 50

DUGUET. **De la hernie diaphragmatique congénitale.** In-8 de 100 pages, avec 2 planches. 1866................................. 3 fr.

DUMÉNIL. **Atrophie musculaire graisseuse progressive ; histoire critique.** In-8 de 184 pages, 1867........................... 2 fr.

DUMONT (de Monteux), ancien médecin de la maison centrale du mont Saint-Michel, etc. **Testament médical philosophique et littéraire,** ouvrage destiné non-seulement aux médecins et aux hommes de lettres, mais encore à toutes les personnes éclairées qui souffrent d'une manière occulte, publié par une commission composée de : MM. Davaine, président ; docteurs Blatin, Bourguignon, Cabanellas, Cerise, Foissac, Godin, avocat, baron Larrey, docteur Amédée Latour et docteur Moreau (de Tours). 1 beau vol. in-8 de 636 pages. Paris, 1865... 8 fr.

DUMOULIN, médecin-inspecteur des eaux de Salins, etc. **De l'action reconstituante des eaux de Salins.** In-8 de 148 pages. Paris, 1865.   2 fr. 50

DUMOULIN. **Des conditions pathogéniques de la phthisie au point de vue de son traitement** par les eaux minérales. In-8 de 40 pages. Paris, 1865... 1 fr.

DUPASQUIER. **Le médecin, ou traité de l'organisation et de la conservation de l'homme,** résumant d'une manière complète et succincte l'anatomie, la physiologie, l'hygiène, la pathologie et la thérapeutique. 1 vol. in-12. 1866.. 3 fr.

DUPERRAY. **Étude sur la cirrhose du foie.** 1 vol. in-8. 1868.... 2 fr.

DUPOUY. **Étude sur l'action physiologique et thérapeutique** des bains de mer froids, in-8. Paris, 1868........................... 1 fr. 50

DUPUY (Paul). **Essai critique et théorique de philosophie médicale.** Paris, 1864. In-8 de 414 pages............................. 6 fr.

DUPUY (Paul). **Transformation des forces,** chaleur et mouvement musculaire, unité des phénomènes naturels. In-8 de 70 pages, 1867... 2 fr.

DURAND. **Des anévrysmes du cerveau** considérés principalement dans leurs rapports avec l'hémorrhagie cérébrale, in-8 de 129 pages avec 4 figures intercalées dans le texte. Paris, 1868...................... 2 fr. 50

DURIAU, ancien chef de clinique de la Faculté de médecine de Paris. **Hygiène des bains de mer,** précédée de considérations sur les bains en général. In-8 de 40 pages. Paris, 1865.............................. 1 fr. 25

DURIAU. **Parallèle du typhus et de la fièvre typhoïde.** 1855. In-8 de 55 pages.. 1 fr. 25

DURIAU. **Etude clinique sur l'apoplexie de la moelle épinière et sur les paralysies des extrémités inférieures.** 1859. Grand in-8 de 24 pages... 75 c.

DURIAU. **Etude clinique et médico-légale** sur l'empoisonnement par la strychnine. In-8 de 19 pages. Paris, 1862........................ 50 c.

DURIAU et Maximin LEGRAND. **De la péliose rhumatismale,** ou Érythème noueux rhumatismal. 1858. In-8.............................. 50 c.

DUKERLEY. **Notice sur les mesures de préservation prises à Batna** (Algérie) pendant le choléra de 1867 et sur leurs résultats. In-8 avec une carte gravée indicative du territoire préservé, 1868........... 2 fr. 50

ESPIAU DE LAMAESTRE. **De l'organisation du service médical et pharmaceutique** dans les Sociétés de prévoyance et de secours mutuels. Projet de statistique médicale. In-8 de 79 pages. Paris, 1861...... 1 fr.

ESSARCO. **Faits et raisonnements établissant la véritable théorie des mouvements et des bruits du cœur.** In-4 de 66 pages. Paris, 1864.. 2 fr.

ESTRADÈRE. **Du massage** : son historique, ses manipulations, ses effets physiologiques et thérapeutiques. 1 vol. grand in-8 de 168 pages. Paris, 1863.. 3 fr. 50

EVANS. **La Commission sanitaire des Etats-Unis,** son origine, son organisation et ses résultats, avec une notice sur les hôpitaux militaires aux États-Unis, et sur la réforme sanitaire dans les armées européennes. 1 vol. grand in-8, 1865.. 3 fr.

FABRE, professeur suppléant à l'École de médecine de Marseille, etc. **La chlorose.** Leçons recueillies par M. Suzini, etc. In-8 de 91 pages, 1867.. 2 fr.

FABRE. **Des moyens de progrès en thérapeutique.** Paris, 1861. Grand in-8 de 306 pages................................... 3 fr. 50

FABRICIUS. **Étude médico-physiologique.** In-8. 1868........... 75 c.

FABRICIUS. **Lettre d'un matérialiste** à Mgr Dupanloup. In-8.... 30 c.

FABRICIUS. **2ᵉ lettre.** In-8.. 30 c.

FAJOLE (De), médecin de l'Hôtel-Dieu de Saint-Geniez, etc. **La santé des femmes,** manuel d'hygiène et de médecine domestique, spécialement écrit pour les mères de famille et les personnes qui s'occupent de l'éducation des jeunes filles. 1 vol. in-12 de 426 pages. Paris, 1864......... 3 fr. 50

FAJOLE (DE). **De la migraine** : sa nature et son traitement. In-8. 1868. 2 fr.

FANO, professeur agrégé à la Faculté de médecine de Paris, etc. **Traité pratique des maladies des yeux,** contenant des résumés d'anatomie des divers organes de l'appareil de la vision. Illustré d'un grand nombre de figures intercalées dans le texte et de 20 dessins en chromolithographie. 1866. 2 vol. in-8... 17 fr.

FANO. **Des lunettes** et de leur emploi en oculistique. In-8 de 89 pages avec 16 figures intercalées dans le texte. 1867...................... 2 fr.

FANO. **Traité élémentaire de chirurgie.** 2 vol. in-8 avec figures dans le texte. 1ʳᵉ partie, **Pathologie générale chirurgicale. Maladies des divers tissus et des divers organes. Fractures.** 1868...... 6 fr.

FAURE. **Considérations pratiques sur l'anesthésie obstétricale.** In-8 de 62 pages. Paris, 1866................................. 1 fr. 50

FAUVEL (Ch.), ancien interne des hôpitaux de Paris. **Traité des maladies du larynx et des régions circonvoisines visibles au laryngoscope.** 1 vol. in-8, avec figures dans le texte et planches coloriées. (*Sous presse.*)

FERRAN. **Considérations cliniques sur l'emploi médical des agents physiques.** In-8 de 77 pages, 1860...................... 1 fr. 50

FERDUT. **De l'avortement au point de vue médical, obstétrical, médico-légal et théologique.** In-8 de 110 pages. Paris, 1865. 2 fr.

FERRY DE LA BELLONE (de). **Etude médico-légale sur la commotion du cerveau.** In-4 de 91 pages. Paris, 1864............. 2 fr.

FIGUIER. **De l'importance et du rôle de la chimie dans les sciences médicales.** In-8 de 108 pages, 1853.................. 1 fr. 50

FISCHER. **Des soins consécutifs à la trachéotomie.** Paris, 1863. In-8
de 40 pages... 1 fr. 25

FISCHER. **De l'exophthalmos cachectique.** 1859. In-8 de 48 p.   1 fr. 25

FISCHER. **Du diabète consécutif aux traumatismes.** In-8 de 48 pag.
Paris, 1862... 1 fr. 50

FISCHER et BRICHETEAU. **Traitement du croup,** ou angine laryngée
diphthéritique. 2e édition, revue et augmentée. In-8 de 120 pages. Paris,
1863.. 2 fr. 50

FLAVARD. **Considérations sur le traitement des rétrécissements
organiques de l'urèthre.** In-4 de 68 pages. 1866......... 1 fr. 50

FOLLIN, professeur agrégé, chargé du cours de clinique des maladies des
yeux à la Faculté de médecine de Paris, chirurgien de l'hôpital du Midi, etc.
**Leçons sur les principales méthodes de l'exploration de l'œil
malade,** et en particulier sur l'application de l'ophthalmoscope au diagnostic des maladies des yeux, rédigées et publiées par Louis Thomas, interne des hôpitaux, revues et approuvées par le professeur. Paris, 1863.
1 vol. in-8 de 300 pages avec 70 figures dans le texte, et 2 planches en
chromolithographie, dessinées par Lackerbauer................. 7 fr.

FONT-RÉAULX (de). **Localisation de la faculté spéciale du langage
articulé.** In-4 de 106 pages. Paris, 1866................. 2 fr. 50

FORGET, professeur à la Faculté de médecine de Strasbourg, etc. **Mémoire
sur la chorionitis,** ou la sclérostinose cutanée. In-8 de 22 pages. Paris,
1847... 1 fr.

FORGET. **Examen de l'aphorisme:** *Naturam morborum ostendunt cura-
tiones.* In-8 de 24 pages. Paris, 1863..................... 50 c.

FORGET. **Fragment d'histoire contemporaine.** In-8 de 16 pages. Strasbourg, 1863........ .... 50 c.

FORGET. **De la péritonite** par perforation de l'appendice iléo-cæcal. Strasbourg, 1853. In-8 de 15 pages............................. 50 c.

FORGET. **Recherches cliniques sur l'emploi de la teinture de fleur
de colchique** dans le rhumatisme articulaire simple ou goutteux et les né-
vralgies. Paris, 1864. In-8 de 23 pages..................... 50 c.

FORGET. **Aperçu clinique sur la phthisie calculeuse primitive (non
tuberculeuse).** Paris, 1854. In-8 de 12 pages............... 50 c.

FORGET. **De l'utilité des observations météorologiques.** Paris, 1854.
In-8 de 19 pages...................... .... 50 c.

FORGET. **De la statistique appliquée à la thérapeutique.** Strasbourg, 1854. In-8 de 28 pages.... .... 50 c.

FORGET. **De la philosophie médicale devant l'Académie.** Strasbourg,
1855. In-8 de 20 pages.................................... 50 c.

FORGET. **Etudes cliniques sur les erreurs en médecine.** Paris, 1859.
In-8 de 38 pages............................... 1 fr. 50

FORGET. **Etudes cliniques sur les scrofules.** Strasbourg, 1859. In-8
de 23 pages... 50 c.

2

FORGET. **L'inflammation de la saignée.** Strasbourg, 1860. In-8 de 20 pages...... 75 c.

FORGET. **Du traitement de l'ophthalmie,** notamment par l'occlusion des paupières. Paris. In-8 de 31 pages................. 75 c.

FORGET. **Recherches historiques et cliniques sur l'état du sang dans l'entérite folliculeuse** (fièvre typhoïde). Paris. In-8 de 28 p. 50 c.

FORT, docteur en médecine, ancien interne des hôpitaux de Paris, etc. **Traité élémentaire d'histologie.** Paris, 1863. In-8 de 336 pages... 5 fr. 50

FORT. **Anatomie descriptive et dissection,** contenant un précis d'embryologie, la structure microscopique des organes et celle des tissus. 2e édition très-augmentée. 3 vol. in-12 avec 662 figures intercalées dans le texte. 1868......... .... 25 fr.

FORT. **Anatomie et physiologie du poumon,** considéré comme organe de sécrétion. In-8 de 106 pages avec 40 figures intercalées dans le texte. 1867................................ 2 fr. 50

FORT. **Manuel de pathologie externe.** 1 vol. in-12 avec planches noires et coloriées. (*Sous presse.*)

FOUCHER, professeur agrégé à la Faculté de médecine de Paris, chirurgien des hôpitaux, etc. **Traité du diagnostic des maladies chirurgicales.** Paris, 1866. In-8 de 404 pages avec figures intercalées dans le texte................................ 6 fr.

2e partie. **Diagnostic des inflammations.** 1 vol. in-8. 1869.

3e partie. **Diagnostic des tumeurs,** par le docteur Després, 1 vol. in-8 de 400 pages et figures dans le texte..................... 6 fr.

FOURCY (Eugène de), ingénieur en chef du corps des mines. **Vade-mecum des herborisations parisiennes,** conduisant par la méthode dichotomique aux noms d'ordre, de genre et d'espèce de toutes les plantes spontanées ou cultivées en grand dans un rayon de 30 lieues autour de Paris. 2e édition. Paris, 1866. 1 vol. in-18 de 277 pages........... 4 fr. 50

FOURNIÉ (Édouard), médecin adjoint des sourds-muets. **Physiologie de la voix et de la parole.** 1 vol. in-8 de 816 pages avec figures dans le texte. Paris, 1866.................................. 10 fr.

FOURNIÉ. **De la pénétration des corps pulvérulents gazeux, solides et liquides, dans les voies respiratoires,** au point de vue de l'hygiène et de la thérapeutique. In-8 de 75 pages. Paris, 1862..... 2 fr.

FOURNIÉ. **Physiologie et instruction du sourd-muet** d'après la physiologie des divers langages. 1 vol. in-18 de 228 pages. Paris, 1868. 2 fr. 50

FOURNIÉ. **Étude pratique sur le laryngoscope et sur l'application des remèdes topiques dans les voies respiratoires.** In-8 de 106 pages avec figures dans le texte. Paris, 1863................. 2 fr. 50

FOURNIÉ. **Consultation médicale sur le choléra.** In-8. 1866.... 1 fr.

FOURNIER (Alfred), professeur agrégé à la Faculté de médecine de Paris, médecin des hôpitaux. **De l'urémie.** In-8 de 148 pag. Paris, 1863. 2 fr. 50

FOURNIER (Alfred). **Recherches sur l'inoculation de la syphilis.** In-8 de 47 pages. Paris, 1865................. .... 1 fr. 50

FOURNIER. **Etude sur le chancre céphalique.** 1858. Broch. in-8.
1 fr. 25

FOURNIER. **De la paralysie labio-glosso-laryngée.** In-8..... 1 fr.

FOURNIER. **Note pour servir à l'histoire du rhumatisme uréthral.**
In-8... 1 fr.

FOURNIER. **De la syphilide gommeuse du voile du palais.** In-8°,
30 pages, 1868.. 1 fr.

FRANÇAIS. **Du frisson dans l'état puerpéral,** in-8 de 196 pages avec
6 planches lithographiées. Paris, 1868...................... 3 fr.

FRARIER. **Étude sur le phlegmon des ligaments larges.** In-8 de 104
pages. 1866........ .... 2 fr. 50

FREDET. **De l'emploi du chloroforme dans les accouchements
simples, dans les opérations obstétricales, et dans l'éclampsie
des femmes en couches.** In-8 de 146 pages. 1867........ 2 fr. 50

FREDET. **Quelques considérations sur les fractures traumatiques
du larynx.** In-8. 1868..................................... 1 fr.

FRITZ. **Etude clinique sur divers symptômes spéciaux observés dans
la fièvre typhoïde.** 1 vol. in-8 de 186 pages. Paris, 1864...... 3 fr.

FUSTER (J.), professeur de clinique médicale à la Faculté de Montpellier, etc.
Monographie clinique de l'affection catarrhale. 2e édition. Paris,
1865. 1 vol. in-8 de 616 pages........................... 7 fr.

GARROD. **La Goutte,** sa nature, son traitement et **Le Rhumatisme goutteux,** ouvrage traduit par A. Ollivier, chef de clinique et sous-bibliothécaire
à la Faculté de médecine de Paris, et annoté par J. M. Charcot, professeur agrégé
à la Faculté de médecine de Paris, médecin de l'hospice de la Salpêtrière, etc.
1867. 1 vol. in-8 de 710 pages, avec 26 figures intercalées dans le
texte, et 8 planches coloriées........................... 12 fr.
    Avec un joli cartonnage en toile........................ 13 fr.

GAILLETON, médecin de l'Antiquaille de Lyon. **Traité des maladies de la
peau.** 1 fort vol. in-8. (*Sous presse.*)

GAUDRY. **Considérations générales sur les animaux fossiles de
Pikermi.** Grand in-8 de 68 pages, 1866......... .... 2 fr.

GAULÉJAC. **Du pansement des plaies par l'alcool.** In-8 de 80 pages.
Paris, 1864.. 2 fr.

GAUNEAU, médecin du bureau de bienfaisance du Ve arrondissement. **Edu-
cation physique et morale des nouveau-nés,** et de la nécessité de
l'allaitement pour la mère. Nouvelle édition. 1 vol. in-12. 1867.. 2 fr.

GAUTIER. **Des matières albuminoïdes.** In-8 de 88 pages. Paris,
1865.. 1 fr. 50

GAY (Mme), ex-directrice de l'Institut de l'enfance. **Éducation rationnelle de la première enfance; manuel à l'usage des jeunes
mères.** 1 vol. in-32, 1868............................... 1 fr. 25

GAYRAUD. **Etude sur le prolapsus hypertrophique de la langue.**
In-8 de 133 pages, avec une planche. Paris, 1866.......... 3 fr. 50

GAYRAUD. **Des perfectionnements récents de la synthèse chirurgicale.** 1 vol. in-8 de 147 pages. Montpellier et Paris, 1866 . . . . .   3 fr. 50

GENDRIN. **Mémoire sur le diagnostic des anévrysmes des grosses artères.** In-8 de 70 pages . . . .   1 fr.

GENDRIN. **De l'influence des âges dans les maladies.** In-8 de 108 pages . . . .   2 fr.

GERME. **Qu'est-ce que l'albuminurie ?** ou de son analogie avec les sécrétions séreuses, séro-plastiques et les hémorrhagies qui se font soit à la surface, soit dans l'épaisseur. In-8 de 160 pages. Paris, 1864 . . . .   3 fr.

GIMBERT. **Mémoire sur la structure et la texture des artères.** In-8 de 68 pages, avec 3 planches. Paris, 1866 . . . .   3 fr.

GINGEOT. **Essai sur l'emploi thérapeutique de l'alcool chez les enfants,** et en général sur le rôle de cet agent dans le traitement des maladies aiguës-fébriles. In-8 de 159 pages. 1867 . . . .   2 fr. 50

GIRALDÈS, chirurgien de l'hôpital des Enfants, etc. **Leçons cliniques sur les maladies chirurgicales des enfants,** recueillies et publiées par MM. Bourneville et Bourgeois, revues par le professeur. 1er fascicule : **Des malformations congénitales.** 1 vol. in-8 avec 16 figures dans le texte. Paris, 1868 . . . .   2 fr. 50

— 2e fascicule. **Trachéotomie, anesthésique, hémostatique, tumeurs,** avec 12 figures dans le texte, etc. Paris, 1868 . . . .   2 fr. 50

3e fascicule. **Encéphalocèle, abcès rétro-pharyngien, corps étrangers de l'oreille, cicatrice vicieuse, anatomie et maladie de l'œil,** avec 19 figures dans le texte . . . .   2 fr. 50

4e fascicule. **Hydrocèle, cancer du testicule, polypes de l'urèthre, calculs vésicaux, périostite phlegmoneuse diffuse, coxalgie, résection de la hanche.** Avec 10 figures dans le texte.   2 fr. 50

5e et dernier fascicule. (*Sous presse.*)

GIRAUD. **Un chapitre de la phthisie.** Tuberculisation des organes génitaux de la femme, in-8 de 80 pages. Paris, 1868 . . . .   2 fr.

GODARD (E.). **Recherches sur les monorchides et les cryptorchides chez l'homme.** Paris, 1856. In-8 . . . .   1 fr.

GOSSE. **Des taches au point de vue médico-légal.** In-8 de 96 pages avec 3 planches. 1863 . . . .   3 fr.

GOSSELIN, professeur de clinique chirurgicale à la Faculté de médecine de Paris, etc. **Leçons sur les hernies,** professées à la Faculté de médecine de Paris, recueillies et publiées par le docteur Léon Labbé, professeur agrégé, chirurgien du Bureau central. 1 vol. in-8 de 500 pages, avec figures dans le texte. 1864 . . . .   7 fr.

GOSSELIN. **Leçons sur les hémorrhoïdes.** 1 vol. in-8. 1866 . . . . . .   3 fr.

GOUBERT. **De la perceptivité normale et surtout anormale de l'œil pour les couleurs, spécialement de l'achromatopsie ou cécité des couleurs.** In-8 de 164 pages. 1867 . . . .   3 fr. 50

GOUGUENHEIM. **Des tumeurs anévrysmales des artères du cerveau.** In-8 de 124 pages. Paris, 1866 . . . .   2 fr. 50

GOURAUD (Xavier). **De l'influence pathogénique des maladies pulmonaires sur le cœur droit.** 1 vol. in-8, 1865............... 3 fr. 50

GRAVES. **Leçons de clinique médicale,** précédées d'une introduction de M. le professeur Trousseau, ouvrage traduit et annoté par le docteur Jaccoud, professeur agrégé à la Faculté de médecine de Paris, médecin des hôpitaux. Deuxième édition, revue et corrigée. Paris, 1863. 2 forts vol. in-8 : 20 fr.

> Nous extrayons de la préface de M. le professeur Trousseau les lignes suivantes :
>
> « Depuis bien des années, je parle de Graves dans mes leçons cliniques; j'en recommande la lecture, je prie les élèves qui savent l'anglais de considérer cet ouvrage comme leur bréviaire ; je dis et je répète que, de toutes les œuvres pratiques publiées dans notre siècle, je n'en connais pas de plus utile, de plus intelligente, et j'ai toujours regretté que les leçons cliniques du grand praticien de Dublin n'eussent pas été traduites dans notre langue.
>
> « Professeur de clinique de la Faculté de médecine de Paris, j'ai sans cesse lu et relu l'œuvre de Graves; je m'en suis inspiré dans mon enseignement; j'ai essayé de l'imiter dans le livre que j'ai publié moi-même sur la clinique de l'Hôtel-Dieu ; et encore aujourd'hui, bien que je sache presque par cœur tout ce qu'a écrit le professeur de Dublin, je ne puis m'empêcher de relire constamment un livre qui ne quitte jamais mon bureau-

GRENIER. **Étude médico-psychologique du libre arbitre humain.** 3e édition, in-8 de 104 pages. Paris, 1868.................... 2 fr.

GRENIER. **Du ramollissement sénile du cerveau,** précédé d'une dédicace à Mgr Dupanloup, in-8 de 404 pages, 1868................ 2 fr.

GRESSER. **De la curabilité constante de la suette dite miliaire, ainsi que des affections qu'elle complique.** 1 vol. in-8. 1867... 3 fr. 50

GRIESINGER, professeur de clinique médicale et de médecine mentale à l'Université de Berlin. **Des maladies mentales et de leur traitement.** Ouvrage traduit de l'allemand sous les yeux de l'auteur par le docteur Doumic, accompagné de notes par M. le docteur Baillarger, médecin de la Salpêtrière, membre de l'Académie de médecine. 1 vol. in-8. Paris, 1868. 9 fr.

GROS (Léon) et LANCEREAUX. **Des affections nerveuses syphilitiques.** Paris, 1861. 1 vol. in-8............................... 7 fr.

Ouvrage couronné par l'Académie impériale de médecine.

GUBLER, professeur agrégé à la Faculté de médecine de Paris, médecin de l'hôpital Beaujon, etc. **Des épistaxis utérines simulant les règles** au début des pyrexies et des phlegmasies. Paris, 1863. In-8 de 49 p. 1 fr. 50

GUBLER. **De la paralysie amyotrophique consécutive aux maladies aiguës.** Paris, 1861. In-8 de 56 pages................... 1 fr. 50

GUBLER. **Études sur l'origine et les conditions du développement du muguet** (*oidium albicans*). In-8 de 75 pages. 1858..... 1 fr. 50

GUENEAU DE MUSSY (Noël), médecin de l'hôpital de la Pitié, professeur agrégé à la Faculté de médecine de Paris, etc. **Causes et traitement de la tuberculisation pulmonaire** ; leçons professées à l'Hôtel-Dieu en 1859, recueillies et publiées par le docteur Wieland, ancien interne des hôpitaux de Paris, revues par le professeur. Paris, 1860. In-8........ 3 fr.

GUENEAU DE MUSSY. **Deux leçons de pathologie générale.** Paris, 1863. In-8 de 38 pages...................................... 1 fr.

GUÉNIOT, chirurgien du bureau central des Hôpitaux de Paris. **Des vomis-**

sements incoercibles pendant la grossesse. In-8 de 127 pages. 1863... 2 fr. 50

GUÉNIOT. Parallèle entre la céphalotripsie et l'opération césarienne. In-8 de 84 pages. 1866.................................. 2 fr.

GUÉNIOT. Des grossesses compliquées et de leur traitement. In-8. 1866.. 1 fr. 25

GUÉPIN. Des kystes de l'iris. In-4 de 40 pages et 2 figures. Paris, 1860,... 1 fr. 50

GUÉRIN (Alphonse), chirurgien de l'hôpital Saint-Louis, etc. Leçons cliniques sur les maladies des organes génitaux externes de la femme. Leçons professées à l'hôpital de Lourcine. 1 vol. in-8 de 530 pages. Paris, 1864.. 7 fr.

GUIBERT. Histoire naturelle et médicale des nouveaux médicaments introduits dans la thérapeutique depuis 1830 jusqu'à nos jours. 2ᵉ édition, revue et augmentée. 1 vol. in-8 de 700 pages. Bruxelles. 1865... 10 fr.

GUINIER, professeur agrégé à la Faculté de médecine de Montpellier, etc. Étude du gargarisme laryngien. In-8, avec planches. 1868.   2 fr. 50

GUYOMAR. Recherches physiologiques et philosophiques sur le magnétisme, le somnambulisme et le spiritisme. In-8 de 40 p. Paris, 1865. 1 fr. 50

GUYON (F.), professeur agrégé à la Faculté de médecine de Paris, chirurgien des hôpitaux, etc. Des vices de conformation de l'urèthre chez l'homme, des moyens d'y remédier. 1 vol. grand in-8 de 174 pages, orné de 4 planches. Paris, 1863........................... 3 fr. 50

GUYON (F.). Des tumeurs fibreuses de l'utérus. 1860. In-8 de 139 pages et 1 planche.. 2 fr. 50

HALLÉ. Des phlegmons périnéphrétiques. 1 vol. in-8 de 152 pages. Paris, 1863.. 2 fr. 50

HAMON. Manuel du rétroceps (forceps asymétrique), description manœuvre, mode d'emploi de cet instrument; sa mise en œuvre pour effectuer l'accouchement physiologique artificiel. 1 vol. in-8, figures. 1869... 2 fr. 50

HARDY, professeur, chargé du cours de clinique des maladies de la peau à la Faculté de médecine de Paris, médecin de l'hôpital Saint-Louis, etc. Leçons sur les maladies de la peau, rédigées et publiées par MM. les docteurs Moysant, Garnier et Lefeuvre. 3 vol. in-8 réunis en 1 vol. cartonné à l'anglaise. Paris, 1864-1868.............................. 12 fr. 50

On vend séparément :

HARDY. Lésions sur les affections dartreuses. 1 vol. in-8. 1868. 4 fr.

HARDY. Leçons sur la scrofule et les scrofulides, sur la syphilis et les syphilides, rédigées et publiées par le docteur Jules Lefeuvre, revues par le professeur. 1 vol. in-8. Paris, 1864.............. 4 fr.

HARDY Charles). Mémoire sur les abcès blennorrhagiques. Paris, 1864. In-8 de 52 pages et 3 planches....................... 2 fr.

HAYEM. **Études sur les diverses formes d'encéphalite.** Anatomie et physiologie pathologiques, in-8 de 201 pages avec 2 pl., 1868.   3 fr. 50

HEBRA, professeur de dermatologie à l'Université de Vienne, etc. **Sur l'action des révulsifs.** 1867. In-8 de 17 pages.. .... 75 c.

HEBRA. **Apparat pour l'usage des bains chauds continuels,** pour la guérison des maladies de peau et particulièrement des brûlures. In-8 de 7 pages. 1867.. 50 c.

HENNEQUIN. **Du fongus bénin du testicule et de ses rapports avec la hernie du même organe.** In-8 de 66 pages. Paris, 1865.... 2 fr.

HENROT. **Des pseudo-étranglements que l'on peut rapporter à la paralysie de l'intestin.** In-8 de 115 pages. Paris, 1865.... 2 fr. 50

HERVIEUX. **Ictère puerpéral.** In-8. 1867..................... 2 fr.

HERVIEUX. **Des péritonites puerpérales.** In-8. 1867....... 1 fr. 50

HICGUET. **De la méthode substitutive, ou de la cautérisation appliquée au traitement de l'uréthrite aiguë et chronique.** Paris, 1862. 1 vol. in-8... 3 fr. 50

Histoire d'un atome de carbone depuis l'origine des temps jusqu'à ce jour. 1 vol. in-12 de 102 pages. Paris, 1864............... 1 fr. 25

HORION. **Des rétentions d'urine, ou Pathologie spéciale des organes urinaires** au point de vue de la rétention. Paris, 1863. 1 vol. in-8.   6 fr.

HOUDART (M.-S.). **Examen critique de la vie d'Hippocrate.** Paris, 1851. 1 vol. in-8.............. .... 1 fr. 50

HEULARD. **Du service médical des pauvres, tant à la ville qu'à la campagne, et de la manière dont il devrait être établi pour répondre à la fois aux nécessités des malades indigents et aux exigences légitimes du médecin.** In-8 de 96 pages. 1868.... 2 fr.

IMBERT-GOURBEYRE, professeur de matière médicale à l'École de médecine de Clermont-Ferrand, etc. **Etude sur quelques symptômes de l'arsenic et les eaux minérales arsénifères** (pour servir en outre de démonstration aux doses infinitésimales). Grand in-8 de 108 p. Paris, 1863.   2 fr.

IZARD. **Choléra, prophylaxie, symptômes ;** traitement mis à la portée de tout le monde. In-12. Paris, 1865............................ 50 c.

JACCOUD, professeur agrégé à la Faculté de médecine de Paris, médecin de l'hospice Saint-Antoine, etc. **Etude de pathogénie et de sémiotique, les paraplégies et l'ataxie du mouvement,** etc. 1 fort vol. in-8. Paris, 1864... 9 fr.

JACCOUD. **De l'organisation des Facultés de médecine en Allemagne.** Rapport présenté à son Excellence le ministre de l'instruction publique le 6 octobre 1863. 1 vol. in-8 de 175 pages. Paris, 1864..... 3 fr. 50

JACCOUD. **Leçons de clinique médicale,** faites à l'hôpital de la Charité. 1 fort vol. in-8 de 878 pages, avec 29 figures et 11 planches en chromolithographie. 1867. .... 15 fr.
Avec un joli cartonnage en toile..................... 16 fr.

JACCOUD. **Traité élémentaire de pathologie interne.** 2 vol. in-8 avec planches. (*Sous presse.*)

JACQUEMET. De l'influence des découvertes les plus modernes dans les sciences physiques et chimiques sur les progrès de la chirurgie. In-8 de 221 pages. 1866 .... 3 fr.

JAMAIN (M.-A.). Des plaies du cœur. In-8. Paris, 1857 .... 2 fr.

JARJAVAY. Recherches anatomiques sur l'urèthre de l'homme. 1 vol. in-4 avec 7 planches lithographiées. 1856 .... 8 fr.

JAUMES. Du glaucome. 1 vol. in-8 de 264 pages. Montpellier et Paris, 1865 .... 4 fr.

JAUMES. Pathologie et thérapeutique de l'affection calculeuse, considérées dans leurs rapports avec les différents âges de la vie. 1 vol. in-8 de 148 pages. Montpellier et Paris, 1866 ... 3 fr. 50

JOBERT. Entretien sur le mal de mer, et de l'appréciation des divers moyens de traitement proposés contre cette affection. Brochure in-18 de 22 pages. Paris, 1862 .... 50 c.

JODIN. De la nature et du traitement du croup et des angines couenneuses, étude clinique et microscopique, etc. Paris, 1859. In-8 de 39 pages .... 1 fr. 25

JOLICLÈRE. De l'adénite syphilitique, du diagnostic et du traitement. Brochure in-18, avec 1 planche coloriée. Paris, 1862 ... 1 fr. 50

JONES (W. H.). Quelques considérations pratiques sur les cas de rétrécissement du bassin, observés à la Clinique d'accouchements de Paris en 1857, 1858 et 1859. Paris, 1864. Gr. in-8 de 68 pages. 1 fr. 50

JORDAO. Considérations sur un cas de diabète. 1857. In-4 de 86 pages et 2 planches .... 1 fr. 50

JOULIN. Étude bibliographique sur les maladies des femmes. In-8. 1861 .... 50 c.

JOULIN. Syphiliographes et syphilis. MM. Langlebert, Cullerier et Rollet. In-8. 1862 .... 50 c.

JOURDANET. Du Mexique au point de vue de son influence sur la vie de l'homme. 1 vol. in-8 de 400 pages. Paris, 1861 .... 4 fr.

JULLIARD. Des ulcérations de la bouche et du pharynx dans la phthisie pulmonaire. In-8 de 76 pages avec 2 planches. Paris, 1865. 3 fr.

KASTUS. Essai sur l'étiologie et la pathogénie du rhumatisme articulaire aigu. In-8. 1868 .... 1 fr. 50

KUBORN, professeur d'hygiène industrielle et professionnelle à l'école industrielle de Seraing, etc. **Étude sur les maladies particulières aux ouvriers mineurs employés aux exploitations houillères en Belgique.** Paris, 1863. 1 vol. grand in-8 de 300 pages .... 6 fr.

LABALBARY. Des kystes de l'ovaire, ou de l'hydrovarie et de l'ovariotomie, d'après la méthode anglaise du docteur Baker Brown, chirurgien en chef de London Surgical Home, etc. In-8 de 82 p. Paris, 1862 ... 2 fr.

LABBÉ (Léon), professeur agrégé à la Faculté de médecine de Paris, chirurgien des hôpitaux, etc. **De la coxalgie.** In-8 de 140 p. avec 3 planches. Paris, 1863 .... 2 fr. 50

LABORDE, ancien interne des hôpitaux de Paris, lauréat de la Faculté. **De la**

paralysie (dite essentielle) **de l'enfance,** des déformations qui en sont la suite et des moyens d'y remédier. 1 vol. in-8 de 276 pages, accompagné de 2 planches dont une coloriée. Paris, 1864...................... 5 fr.

LABORDE. **Le ramollissement et la congestion du cerveau principalement considérés chez le vieillard.** Étude clinique et pathogénique. 1 vol. in-8 de 420 pages, avec planche coloriée contenant 6 figures. Paris, 1866 .... 6 fr.

LABORDETTE (de), chirurgien de l'hôpital civil de Lisieux. **Note sur le spéculum laryngien.** In-8 de 24 pages. Paris, 1866.......... 75 c.

LACROUSILLE (de). **De la péricardite hémorrhagique.** 1 vol. in-8 de 196 pages. Paris, 1865.................................... 3 fr. 50

LADEVÈZE. **Quelques considérations sur la gangrène glycocémique.** In-8 de 94 pages. Paris, 1867.................................. 2 fr.

LALLEMENT (P.). **De l'élément nerveux du croup.** In-4 de 104 pages. Paris, 1864... 2 fr. 50

LAMBIN. **Réparation historique.** Hommage à la chirurgie militaire. Percy, chirurgien en chef de la grande armée. In-8. 1867............. 25 c.

LANCEREAUX. **Des hémorrhagies méningées** considérées principalement dans leurs rapports avec les membranes de la dure-mère crânienne. In-8 de 74 pages. Paris, 1862....................................... 2 fr.

LANCEREAUX. **Mémoire d'anatomie pathologique** sur les questions suivantes : 1° l'endocardite ulcéreuse ; 2° l'infection par produits septiques internes ; 3° l'altération des nerfs et des muscles dans la paralysie saturnine. Grand in-8 de 84 pages. Paris, 1863. .... 2 fr. 50

LANCEREAUX. **Rapport** à la Société anatomique sur un cas d'embolie pulmonaire suivi de mort subite. — **Des cicatrices du foie dans le diagnostic anatomique de la syphilis viscérale.** Paris, 1862. In-8 de 72 pages.. 1 fr.

LANCEREAUX. **Étude sur la dégénérescence graisseuse** des éléments actifs du foie, des reins et des muscles de la vie animale, dans l'empoisonnement par le phosphore. Paris, 1863. In-8 de 16 pages..... 75 c.

LANCEREAUX. **De l'amaurose liée à la dégénérescence des nerfs optiques** dans le cas d'altération des hémisphères cérébraux. In-8 de 42 pages. Paris, 1864....................................... 1 fr. 25

LANCEREAUX. **Traité élémentaire d'anatomie et physiologie pathologique.** 1 vol. in-8 avec figures intercalées dans le texte. (*Sous presse.*)

LANDRIN. **Étude sur la vaccine et la vaccination.** In-8 de 91 pages. 1867... 2 fr.

LANGLEBERT (Edm.). **Nouvelle doctrine syphilographique. — Du chancre** produit par la contagion des accidents secondaires de la syphilis, suivi d'une nouvelle étude sur les moyens préservatifs des maladies vénériennes. 2e édition, revue et augmentée du rapport de M. CULLERIER à la Société de chirurgie. In-8. Paris, 1862..................... 2 fr. 50

LANGLEBERT. **Unicisme et dualisme chancreux.** In-8 de 32 pages. Paris, 1864.. 75 c.

LANGLEBERT. Aphorismes sur les maladies vénériennes, suivis d'un Formulaire spécial. 1 joli vol. in-32. Paris, 1868 . . . . 2 fr.
Avec un joli cartonnage en toile . . . . 2 fr. 75

LARREY (baron H.). Compte rendu du service de clinique chirurgicale pendant l'année 1856, publié par le docteur GAUJOT. Strasbourg, 1860. In-8 . . . . 2 fr.

LARROQUE (baron de), médecin par quartier de l'Empereur, etc. **Hydrologie médicale.** Salis de Béarn et ses eaux chlorurées sodiques (bromoiodurées). Paris, 1864. Grand in-8 de 76 pages . . . . 2 fr. 50

LARROQUE. Étude théorique et clinique des eaux minérales (chlorobromo - iodurées) **de Salis de Béarn,** précédée de documents historiques, topographiques, géologiques et chimiques. In-8 de 144 pages. Paris, 1865 . . . . 3 fr.

LARROQUE. Lettre médicale sur l'absorption plantaire et les bains entiers aux eaux de Salis de Béarn, considérées comme complément de la cure des Eaux-Bonnes, et de quelques affections de poitrine en particulier. In-8 de 28 pages. 1867 . . . . 1 fr.

LASKOWSKI. Étude sur l'hydropisie enkystée de l'ovaire et son traitement chirurgical. In-8 de 111 pages. 1867 . . . . 2 fr. 50

LAUGIER, professeur de la Faculté de médecine de Paris, etc. **Des varices et de leur traitement.** In-8 de 119 pages. Paris, 1842 . . . . 1 fr. 50

LAUSSEL. Des douleurs de l'accouchement et de leur suppression par les anesthésiques. In-4 de 85 pages . . . . 1 fr. 50

LEBER et ROTTENSTEIN. Recherches sur la carie dentaire. 1 vol. in-8 de 130 pages et 2 planches lithographiées. Paris, 1868 . . . . 3 fr.

LEBON. De la mort apparente et des inhumations prématurées. 2e édition, précédée d'une introduction par le professeur Piorry. 1 vol. in-12. 1866 . . . . 3 fr.

LEBRETON. Des différentes variétés de la paralysie hystérique, in-8 de 156 pages, 1868 . . . . 2 fr. 50

LEDENTU, prosecteur à la Faculté de médecine de Paris. **Anatomie et physiologie des veines des membres inférieurs.** In-8 avec 1 planche. Paris, 1868 . . . . 2 fr. 50

LEFEBVRE. Hygiène et thérapeutique de la sudation, au point de vue hygiénique et thérapeutique. 1 vol. in-8. 1868 . . . . 3 fr.

LEFEUVRE. Études physiologiques et pathologiques sur les infarctus viscéraux. In-8 de 130 pages et 1 planche. 1867 . . . 2 fr. 50

LE FORT, professeur agrégé à la Faculté de médecine de Paris, chirurgien des hôpitaux, etc. **Des vices de conformation de l'utérus et du vagin.** 1 vol. in-8 de 107 pages, avec 1 planche. Paris, 1863 . . . . . . 3 fr. 50

LEFORT (C.), disciple d'Auguste Comte. **La méthode de la science moderne est-elle réellement positive et définitive ?** Introduction à la construction du dogme positiviste par la découverte de l'origine organique de l'intelligence. In-8 de 92 pages. Paris, 1864 . . . . 2 fr.

LEFORT (C.). Découverte de l'origine organique de l'intelligence et

constitution par cette découverte d'un nouveau dogme scientifique. 2ᵉ fascicule. In-8 de 100 pages. Paris, 1864........................ 2 fr.

LEGROUX, médecin de l'Hôtel-Dieu, etc. **Des polypes artériels.** (Concrétions sanguines.) Paris, 1860. In-8...................... 1 fr. 50

LEGROUX. **Des polypes veineux,** ou de la coagulation du sang dans les veines, et des oblitérations spontanées dans ces vaisseaux. Paris, 1860. In-8... .... 1 fr.

LEGROUX (A.). **Essai sur la digitale et son mode d'action.** In-8 de 84 pages. 1867........................ .... 2 fr.

LEJEAL, chirurgien en chef de l'Hôtel-Dieu de Valenciennes, etc. **Mélanges de chirurgie,** 1 vol. in-8, 1868............................ 5 fr.

LELION. **Étude physiologique et thérapeutique de la digitale.** In-8 de 115 pages. 1867................................. 2 fr. 50

LEMATTRE **Du mode d'action physiologique des alcoloïdes.** In-8 de 27 pages. Paris, 1865............................ 1 fr.

LEMAIRE (J.). **Du coaltar saponiné,** désinfectant énergique, arrêtant les fermentations; de ses applications à l'hygiène, à la thérapeutique et à l'histoire naturelle. Gr. in-8. Paris, 1860...................... 2 fr.

LEMPEREUR. **Des altérations que subit le fœtus après sa mort dans le sein maternel.** In-8 de 148 pages. 1867.................. 3 fr.

LEROY. **Des concrétions bronchiques.** In-8. 1868........... 2 fr.

LESPÉS. **Études sur le tænia,** ou de la non-solidarité du ver solitaire, de ses effets sur l'organisme, et de son traitement. In-8. 1858... 75 c.

LESTAGE. **Dissertations sur quelques maladies.** In-8 de 54 pages. Paris, 1865................................. 1 fr. 25

LETENNEUR, professeur à l'École de médecine de Nantes. **De l'opération césarienne après la mort.** Nantes, 1861. In-8 de 59 pages... 1 fr. 50

Lettre d'un médecin de campagne à MM. les étudiants. In-8. 1868. 75 c.

LEVEN. **Parallèle entre l'idiotie et le crétinisme.** Paris, 1861. In-8 de 42 pages... 1 fr. 25

LEVEN. **Nouvelles recherches sur la physiologie et la pathologie du cervelet.** In-8 de 26 pages. Paris, 1865................... 1 fr. 25

LIÉGEOIS, professeur agrégé à la Faculté de médecine de Paris. **Anatomie et physiologie des glandes vasculaires sanguines.** Paris, 1860. Gr. in-8 avec 2 planches........................... 3 fr. 50

LIÉTARD. **Études cliniques sur les eaux de Plombières.** Paris, 1860. In-8 de 104 pages.................................... 3 fr.

LINÉ. **Études sur la narcéine et son emploi thérapeutique.** In-8 de 69 pages. Paris, 1865.................................. 1 fr. 50

LOEWENHARD. **Quelques recherches sur l'atrophie musculaire progressive avec la dégénérescence graisseuse.** In-4 de 52 pages. 1867... 1 fr. 50

LOUBRIEU. **Études sur les causes de la surdi-mutité.** In-8, avec une carte et une planche lithographiée. 1868 . . . . 1 fr. 50

LOUVET. **De la périostite phlegmoneuse diffuse.** In-8 de 68 pages, 1867 . . . . 2 fr.

LUTZ, professeur à l'École de pharmacie, pharmacien en chef de l'hôpital Saint-Louis. **Du rôle de l'eau dans les phénomènes chimiques,** 1860. In-8 de 70 pages . . . . 2 fr.

MAISONNEUVE, chirurgien de l'Hôtel-Dieu de Paris. **Mémoire sur l'intoxication chirurgicale.** In-8. 1867 . . . . 1 fr. 50

MAISONNEUVE. **Méthode d'aspiration continue, et ses avantages pour la cure des grandes amputations.** In-8 avec fig. 1868. 1 fr. 50

MAISONNEUVE. **Leçons cliniques sur les affections cancéreuses. 1re partie, des affections cancéreuses en général; 2e partie, des affections cancéreuses du sein.** 2 vol. in-8, avec planches. 1852 et 1854 . . . . 5 fr.

MALGAIGNE. **Mémoire sur la détermination des diverses espèces de luxations de la rotule,** leurs signes et leur traitement. Paris. In-8 de 72 pages . . . . 2 fr.

MALGAIGNE. **Leçons d'orthopédie,** professées à la Faculté de médecine de Paris, recueillies par MM. Guyon et Panas, prosecteurs de la Faculté de médecine de Paris, revues et approuvées par le professeur. 1 vol. in-8 accompagné de 5 planches dessinées par M. Léveillé. Paris, 1862. 6 fr. 50

MALGAIGNE. **Études statistiques sur les luxations.** Paris, 1841. In-8 de 32 pages . . . . 1 fr.

MALGAIGNE. **Étude sur l'anatomie et la physiologie d'Homère.** Paris, 1842. In-8 de 30 pages . . . . 1 fr.

MALGAIGNE. **Recherches sur les fractures des cartilages intercostaux** et sur leur traitement. Paris, 1841. In-8 de 12 pages . . . . 50 c.

MALGAIGNE. **Mémoire sur la valeur réelle de l'orthopédie,** et spécialement sur la myotomie rachidienne dans le traitement des déviations latérales de l'épine. Paris, 1845. In-8 de 30 pages . . . . 1 fr.

MALLEZ. **Manuel de pathologie et de chirurgie de l'appareil urinaire.** Cours professé à l'École pratique; recueilli et publié par M. Pouillet (d'Arras), chef de la clinique; revu par le professeur. 1 vol. in-12, accompagné d'un grand nombre de figures dans le texte, et quelques planches d'anatomie pathologique. (*Sous presse.*)

MANZINI. **Histoire de l'inoculation préservatrice de la fièvre jaune, pratiquée à l'hôpital militaire de la Havane.** 1858, 1 vol. in-8. 3 fr. 50

MARCHAND. **Du croton tiglium,** recherches botaniques et thérapeutiques. Paris, 1861. In-4 de 94 pages et 2 planches . . . . 3 fr. 50

MARCOWITZ (A.). **Étude sur les différentes espèces d'épanchements pleurétiques et sur leur traitement médical et chirurgical.** In-4 de 103 pages. Paris, 1864 . . . . 2 fr.

MAREY, professeur suppléant au Collége de France. **Physiologie médicale de la circulation du sang :** étude graphique des mouvements du cœur

et du pouls artériel ; application aux maladies de l'appareil circulatoire.
1 vol. in-8, avec 235 figures intercalées dans le texte. Paris, 1863. 15 fr.

Ouvrage couronné par l'Académie des sciences.

MAREY. **Recherches sur la circulation du sang à l'état physiologique et dans les maladies.** In-4 de 119 pages. 1859...... 2 fr.

MARTIN. **Des fermentations et des ferments, dans leurs rapports
avec la physiologie et la pathologie.** In-8 de 30 pages..... 1 fr.

MARTIN (Ferdinand), chirurgien-orthopédiste des maisons d'éducation de la
Légion d'honneur, etc.; et COLLINEAU, docteur en médecine de la Faculté
de médecine de Paris, etc. **Traité de la coxalgie, de sa nature et de
son traitement.** 1 vol. in-8 de 500 pages, accompagné de planches.
Paris, 1865.. 7 fr.

Ouvrage couronné par l'Académie des sciences.

MARTINEAU, docteur en médecine, ancien interne lauréat des hôpitaux de
Paris (Médaille d'or). **Des endocardites.** 1 vol. in-8 de 160 pages et
1 planche. Paris, 1866.......... .... 3 fr. 50

MARTIN-LAUZER, chef de clinique honoraire de la Faculté de médecine de
Paris. **Les eaux de Luxeuil. Bibliographie.** In-8 de 160 pages.
1866.. .... 3 fr.

MASSE. **De la cicatrisation dans les différents tissus.** In-4 de 76 pages et 1 planche coloriée. Montpellier et Paris, 1866..... .... 3 fr. 50

MASSE. **Des types de la circulation dans la série animale et aux
divers âges de la vie embryonnaire.** In-4 de 98 p. 1866.... 2 fr.

MASSOL (A.) **Nouvelle méthode de traitement à suivre après l'opération de la cataracte.** In-8 de 16 pages. Paris, 1864....... 75 c.

MATTEI. **Des ruptures dans le travail de l'accouchement et de leur
traitement.** Paris, 1860. In-8 de 92 pages................ 2 fr. 50

MATTEI. **Clinique obstétricale,** ou Recueil d'observations et statistiques.
Paris, 1862 et 1866. 5 vol. in-8 .... 20 fr.

MAUGENEST. **Étude critique sur la nature et le traitement de l'é-
clampsie puerpérale.** In-8 de 102 pages. Paris, 1867...... 2 fr. 50

MÉNÉCIER. **Notice sur la rage,** avec un projet nouveau de police sanitaire sur la rage canine. In-8 de 59 pages. Paris, 1864....... 1 fr. 50

MÉNÉCIER. **Enquête générale sur la rage.** Rapport à M. le maire de
Marseille, sur les cas de rage canine observés en 1866. In-8. 1865. 1 fr. 50

MÉNÉCIER. **Historique de l'épidémie de choléra à Marseille (1865).**
In-8. 1866..................... .... 2 fr.

MERCIER (Aug.). **Quelques idées sur l'origine et le traitement de la
goutte, de la gravelle, de la pierre et d'autres maladies dépen-
dant de la diathèse urique.** In-8 de 56 pages. 1866...... 1 fr. 50

METTAIS. **Des associations et des corporations en France.** Nouvelle
édition, augmentée d'un appendice sur les associations médicales, 1 vol.
in-8 de 198 pages. Paris, 1863................................. 2 fr.

MEUGY. **Nouvelle thérapeutique herniaire. — Mémoire sur deux cas de hernies crurales.** In-8. 1866. .... 1 fr.

MILLET. **Étude statistique sur la maladie syphilitique, le chancre simple et la blennorrhagie.** 1 vol. in-8 de 76 pages. Paris, 1866. 2 fr.

MIRAMONT, médecin-inspecteur des bains d'Étretat, etc. **Étretat ; Vingt années d'expérience aux bains de mer. Guide médical et hygiénique aux bains de mer.** In-12. 1867. .... 1 fr.

MIREUR. **Essai sur l'hérédité de la syphilis.** Grand in-8 de 109 pages. 1867.................. .... 2 fr.

MOILIN. **Leçons de médecine physiologique.** 1 vol. in-8 de 296 pages. Paris. 1866........................ .... 3 fr. 50

MOILIN. **Médecine physiologique** ; Maladies des voies respiratoires, maladies des fosses nasales, de la gorge, du larynx et de la poitrine. 1 vol. in-8 de 307 pages. 1867............. .... 4 fr.

MOITESSIER, professeur agrégé à la Faculté de médecine de Montpellier. **De l'urine.** Thèse de concours pour l'agrégation. 1856. In-4. ..... 2 fr.

MOITESSIER. **Études chimiques des eaux minérales de Lamalou** (Hérault). Montpellier, 1861. In-8 de 130 pages et 2 planches. 3 fr. 50

MONNERET. **Notes sur le choléra-morbus** observé à Constantinople en 1847 et 1848. In-8 de 16 pages. 1848..................... 25 c.

MONNERET. **Quelques mots sur l'état actuel de la médecine à Constantinople.** In-8 de 16 pages. 1849.... . ... 25 c.

MONNERET. **De l'ictère hémorrhagique essentiel.** In-8 de 39 pages. 1859................................ .... 1 fr. 25

MONNERET. **Du cancer du foie.** In-8 de 33 pages. 1855....... 1 fr.

MONNERET. **Des congestions dans les fièvres.** In-8 de 20 pages. 1860..................... .... 50 c.

MONNERET. **Lettre sur le choléra-morbus en Orient et dans le Nord de l'Europe.** In-8 de 31 pages.......... .... 50 c.

MONNERET. **Recherches cliniques sur quelques maladies du foie.** In-8 de 22 pages...................................... 75 c.

MONOD. **De l'encéphalopathie albuminurique aiguë** et des caractères qu'elle présente en particulier chez les enfants. In-8 de 170 pages. 1868.
.... 2 fr. 50

MORAX. **Des affections couenneuses du larynx.** In-8 de 156 pages. Paris, 1864.................. .. .. 2 fr. 50

MORDRET. **Traité pratique des affections nerveuses et chloro-anémiques** considérées dans les rapports qu'elles ont entre elles. Paris, 1861. 1 vol. in-8 de 496 pages...................... ..... 6 fr.

   Ouvrage qui a obtenu un prix de l'Académie impériale de médecine.

MOREL-LAVALLÉE. **Rupture du péricarde ; bruits de roue hydraulique ou bruit de moulin.** Grand in-8 de 38 pages. 1864.... 1 fr. 25

MOUCHET. **Des affections secondaires du choléra observées dans l'épidémie de 1866.** In-8 de 75 pages. 1867.............. 2 fr.

MOUGEOT. **Recherches sur quelques troubles de nutrition consécutifs aux affections des nerfs.** Grand in-8 de 152 pages. 1867.   3 fr.

MOURA. **Traité pratique de laryngoscopie et de rhinoscopie,** suivi d'observations. Paris, 1864. 1 vol. in-8 de 200 pages, avec 21 figures dans le texte..   4 fr.

MOURA. **L'acte de la déglutition, son mécanisme.** Grand in-8 de 60 pages, avec figures intercalées dans le texte et 2 pl. 1867......   3 fr.

MOURIER. **Des causes de la stérilité chez l'homme et chez la femme.** In-8 de 128 pages. Paris, 1866........................   2 fr.

MUGNIER. **De la folie consécutive aux maladies aiguës.** In-8 de 98 p. Paris, 1865..   2 fr.

NEGRONI. **Aperçu sur l'ovariotomie,** fondée sur 645 observations. In-8 de 34 pages et 6 tableaux.................................   1 fr. 50

NÉLATON (Eugène), prosecteur de la Faculté de médecine de Paris. **Mémoire sur une nouvelle espèce de tumeurs bénignes des os, ou tumeurs à myéloplaxes.** 1 vol. grand in-8 de 376 pages et 3 planches coloriées. 1860...   6 fr. 50

NIEMEYER, professeur de pathologie et de clinique médicale à l'Université de Tubingen. **De la leucémie et de la mélanémie,** traduit de l'allemand par le docteur Kuborn, professeur d'hygiène spéciale à l'école industrielle de Seraing. Paris, 1862. In-8 de 53 pages.................   1 fr. 50

NIVET. **Documents sur les épidémies qui ont régné dans l'arrondissement de Clermont-Ferrand, de 1849 à 1864 (angines pseudo-membraneuses et croups, fièvres intermittentes, etc.).** In-8 de 119 pages. 1865.................................   2 fr.

NODET (L.). **Études cliniques et expérimentales** sur les diverses espèces de chancres, et particulièrement sur le chancre mixte, précédées d'une lettre d'introduction par M. le docteur Rollet, chirurgien en chef de l'Antiquaille de Lyon. 2ᵉ édition. Paris, 1864. 1 vol. in-8 de 149 pages..   2 fr.

NONAT, médecin de la Charité, agrégé libre de la Faculté de Paris. **Traité pratique des maladies de l'utérus et de ses annexes.** 2ᵉ édition, augmentée. 1 fort vol. in-8 avec figures dans le texte. (*Sous presse*).

NONAT. **Traité des dyspepsies,** ou Étude pratique de ces affections, basée sur les données de la physiologie expérimentale et de l'observation clinique. 1 vol. in-8 de 230 pages. Paris, 1862.............   3 fr. 50

NONAT. **Traité théorique et pratique de la chlorose avec une étude spéciale sur la chlorose des enfants.** In-8 de 211 pages. Paris, 1864...   3 fr. 50

OBÉDÉNARE. **De la trachéotomie dans l'œdème de la glotte et de la laryngite nécrosique.** In-8 de 80 pages. 1866...........   2 fr.

OLLIER. **De la production artificielle des os au moyen de la transformation du périoste et des greffes osseuses.** 1859. In-8 de 20 pages...   75 c.

Mémoire lu à la Société de biologie.

OLLIVIER, sous-bibliothécaire de la Faculté de médecine de Paris, etc. **Essai** sur les albuminuries produites par l'élimination des substances toxiques. Grand in-8 de 24 pages. Paris, 1863................ 1 fr. 25

OLLIVIER et RANVIER. Observations pour servir à l'histoire de la leucocythémie et à la pathogénie des hémorrhagies et des thromboses qui surviennent dans cette affection. In-8 avec 1 planche. 1867.. 75 c.

OLLIVIER et RANVIER. Contributions à l'étude histologique des lésions qu'on rencontre dans l'arthropathie et l'enuphalopathie rhumatismales aiguës. In-8 avec 1 planche. 1866.............. 50 c.

OPPERMANN. De quelques nouveaux produits opératoires dans le traitement de la cataracte. In-4 de 71 pages. 1866.......... 2 fr.

ORDENSTEIN. Sur la paralysie agitante et la sclérose en plaques généralisée. In-8 de 87 pages et 2 planches coloriées. Paris, 1868. Prix.. 2 fr. 50

ORDONEZ. Etude sur le développement des tissus fibrillaire (dit conjonctif) et fibreux. In-8 avec 2 planches. 1866............ 1 fr. 25

PANAS, professeur agrégé à la Faculté de médecine de Paris, chirurgien des hôpitaux, etc. Des cicatrices vicieuses et des moyens d'y remédier. In-8 de 134 pages et 1 planche. Paris, 1863............ .... 2 fr. 50

PARROT, professeur agrégé à la Faculté de médecine de Paris, médecin des hôpitaux. Étude sur la sueur de sang et les hémorrhagies névropathiques. In-8 de 69 pages. Paris, 1859................. 1 fr. 50

PASCAL. Enseignement et liberté. In-8, 1868................ 1 fr.

PATEZON. Études cliniques sur les maladies traitées aux eaux minérales de Vittel (Vosges), par le docteur Patezon, médecin-inspecteur, etc. Paris, 1862. 1 vol. in-12 .... 1 fr. 50

PATEZON. Guide aux eaux minérales de Vittel. 1 vol. in-12. 1867.. 1 fr. 50

PÉAN, chirurgien des hôpitaux de Paris, etc. L'ovariotomie peut-elle être faite à Paris avec des chances favorables de succès ? — Observations pour servir à la solution de cette question. Grand in-8. 1867.. 1 fr.

PÉAN. De la scapulalgie et de la résection scapulo-humérale, envisagée au point de vue du traitement de la scapulalgie. Paris, 1860. In-8 de 92 pages et 20 dessins intercalés dans le texte............. 3 fr. 50

PÉAN. Splénotomie, observation d'ablation complète de la rate, pratiquée avec succès. Grand in-8. 1868................ 1 fr.

PÉCHOT, professeur de pathologie interne à l'Ecole de médecine de Rennes, etc. Principes de pathologie générale. 1 volume in-12 de 424 pages. 1867.. 4 fr.

PELVET. Des anévrysmes du cœur. In-8 de 172 pages, avec 2 planches. 1867.. 3 fr. 50

PENILLEAU. Étude sur le café au point de vue historique, physiologique et alimentaire. Grand in-8 de 90 pages. Paris, 1864.. 2 fr. 50

PERNOT. Étude sur les accidents produits par les piqûres anatomiques, in-8 de 105 pages, 1868.................................. 2 fr.

PERIER, médecin inspecteur des eaux de Bourbon-l'Archambault. **Étude sur l'emploi des eaux minérales de Bourbon-l'Archambault dans les hémiplégies cérébrales,** suivie d'une appréciation des eaux de Niederbronn dans le traitement des calculs biliaires. In-8 de 50 pages. 1867 .... 1 fr. 25

PÉRIER. **Notice sur la salle d'inhalation provisoire de Bourbon-l'Archambault,** et sur l'action thérapeutique de l'atmosphère artificielle obtenue dans l'intérieur de cette salle. In-8, 1867 .... 50 c.

PERRET. **Des tumeurs sanguines intra-pelviennes pendant la grossesse normale et l'accouchement.** Grand in-8° de 88 pages. Paris, 1864 .... 2 fr.

PETIT, médecin en chef de l'Asile des aliénés de Nantes. **Examen de la loi du 30 juin 1838 sur les aliénés.** In-8 de 68 pages. Paris, 1865. 2 fr.

PETIT. **Transmission de la syphilis par la vaccination,** des moyens pour l'éviter. In-8 de 105 pages. 1867 .... 2 fr.

PÉTREQUIN, professeur à l'École de médecine de Lyon, etc. **Mélanges d'histoire, de littérature et de critique médicales** sur les principaux points de la science et de l'art. Paris, 1864. 1 vol. grand in-8 de 476 pages .... 6 fr.

PÉTREQUIN. **De l'emploi thérapeutique des lactates alcalins, dans les maladies fonctionnelles de l'appareil digestif.** 2e édition. In-8° de 24 pages. Paris, 1864 .... 75 c.

PHILIPPE (de Londres). **Des maladies des yeux et de leur traitement,** traduit de l'anglais. In-8. 1868 .... 1 fr.

PICARD. **Des inflexions de l'utérus à l'état de vacuité.** 1 vol. in-8° de 200 pages, avec figures dans le texte. Paris, 1862 .... 3 fr. 50

PIERRESON. **De la diplégie faciale.** In-8° de 62 pages. 1867. 1 fr. 50

PIORRY, professeur de clinique médicale à la Faculté de Paris, membre de l'Académie, etc. **La médecine du bon sens.** De l'emploi des petits moyens en médecine et en thérapeutique. 2e édition. 1 vol. in-12. Paris, 1867 .... 5 fr.

PIORRY. **Traité de plessimétrisme et d'organographisme,** anatomie des organes sains et malades, établie pendant la vie au moyen de la percussion médiate et du dessin à l'effet d'éclairer le diagnostic. 1866. 1 fort vol. in-8 avec 91 figures intercalées dans le texte .... 15 fr.

PIORRY. **Clinique médico-chirurgicale de la ville.** Résumé et exposition de la doctrine et de la nomenclature organo-pathologique ; observations et réflexions cliniques. 1 vol. in-8. 1869.

PIRÈS, ancien chef de clinique du docteur Wecker. **De l'opération de la cataracte par l'extraction linéaire scléroticale.** In-8 de 57 pages avec 16 figures. 1867 .... 2 fr.

PITET. **Dissertation sur quelques points de philosophie médicale et thérapeutique à propos du choléra.** In-12. 1867 .... 1 fr.

PITON. **Étude sur le rhumatisme,** in-8 de 220 pages, 1868 ... 3 fr. 50

PLAITE. **Nouveaux moyens de prophylaxie infaillible, très-simples et inoffensifs,** applicables chez la femme au moyen d'un nouvel instrument, contre les maladies vénériennes et contre la syphilis, et explication théorique des formes et des phénomènes de la syphilis par un seul virus, agissant comme les ferments. In-8 de 171 pages, avec une planche. Paris, 1865........ 2 fr. 50

POTAIN, médecin des hôpitaux de Paris, professeur agrégé de la Faculté de médecine. **Des lésions des ganglions lymphatiques viscéraux.** In-8. Paris, 1860........ 2 fr.

POUCHET. **Des colorations de l'épiderme.** In-4 de 52 pages. Paris, 1864........ 2 fr. 50

POULLET. **Recherches sur les caillots du cœur.** In-8 de 67 pages avec 1 planche. 1866........ 2 fr.

POULIOT. **Fonction vésicale hypogastrique; rapports de la paroi antérieure de la vessie.** In-8 de 128 pages. Paris, 1868... 2 fr. 50

POUQUET. **De la trachéotomie dans le cas de croup,** considérations pratiques. Mémoire in-8 de 88 pages. Paris, 1863........ 2 fr.

POUZOLZ. **Flore du département du Gard,** ou Description des plantes qui croissent naturellement dans ce département. 2 vol. in-8. 1862. 5 fr.

PRÉVOST et COTARD. **Études physiologiques et pathologiques sur le ramollissement cérébral.** 1 vol. grand in-8 avec 4 planches en chromolithographie. 1866........ 5 fr.

PUISTIENNE. **Remarques et observations sur quelques tumeurs enkystées pelviennes ou abdominales chez la femme.** In-8 de 82 pages avec 3 planches. 1867........ 2 fr. 50

PUTEGNAT (E.). **De la stomatite gangréneuse.** In-8 de 32 pages. Paris, 1865........ 1 fr. 25

PUTEGNAT. **Sur l'occlusion intestinale.** Grand in-8 de 43 pages. 1867........ 1 fr. 50

RAMON. **Instruction pratique sur les soins à donner aux personnes atteintes de choléra-morbus asiatique, épidémique ou sporadique,** avant l'arrivée du médecin. In-18 de 82 pages. 1867.... 75 c.

RANVIER. **Considérations sur le développement du tissu osseux et sur les lésions élémentaires du cartilage et des os.** In-8 de 72 pages et 1 planche. Paris, 1865........ 2 fr.

RAYER. **Cours de médecine comparée.** Introduction. Grand in-8 de 52 pages. 1863........ 1 fr. 50

RAYNAUD. **De l'ophthalmie diphthéritique.** Grand in-8 de 116 pages. 1866........ 2 fr. 50

Recueil de questions posées aux cinq examens de médecine. 10 vol. in-18. Paris, 1865-1869. Prix de chaque volume........ 1 fr. 50

Recueil de questions sur les accouchements. 2 vol........ 3 fr.

REGNARD. **Nouvelles recherches sur la congestion cérébrale.** In-8 de 95 pages, 1868........ 2 fr. 50

REGNAULD. **Mémoire sur une maladie particulière des genoux.** In-8 de 44 pages. 1861........ 1 fr.

REGNIER. **Maladies de croissance.** Grand in-8. Paris, 1860..... 2 fr.

RELIQUET. **De l'uréthrotomie interne.** In-8 de 134 pages. Paris, 1865........ 2 fr.

RELIQUET. **Irrigation continue de l'urèthre et de la vessie.** In-12 de 23 pages. Paris, 1866.. 50 c.

RELIQUET. **Traité des opérations des voies urinaires.** Opérations de l'urèthre. 1 vol. in-8 avec figures dans le texte. 1869............ 5 fr.

REVEIL, professeur agrégé à la Faculté de médecine et à l'École supérieure de pharmacie de Paris, etc. **Recherches de physiologie végétale. De l'action des poisons sur les plantes.** 1 vol. in-8 de 180 pages. Paris, 1865.. 3 fr. 50

REVEIL. **Recherches sur l'osmose et sur l'absorption par le tégument externe chez l'homme, dans le bain.** 1 vol. in-8 de 82 pages. Paris, 1865... 2 fr. 50

REVILLIOD. **De l'action de quelques maladies aiguës sur la tuberculisation.** In-8 de 88 pages. Paris, 1865................... 2 fr.

RIANT. **Difficultés du diagnostic médical.** In-8 de 85 pages. Paris, 1866.. . 2 fr.

RICORD, chirurgien de l'hôpital du Midi, membre de l'Académie de médecine, etc. **Leçons sur le chancre**, professées à l'hôpital du Midi, recueillies et publiées par le docteur A FOURNIER, suivies de notes et pièces justificatives et d'un formulaire spécial. 2ᵉ édition, revue et augmentée. Paris, 1860. 1 vol. in-8 de 549 pages........................ 7 fr.

RILLIET. **Mémoire sur l'iodisme constitutionnel.** In-8 de 114 pages. 1860... 3 f.

ROBERT, médecin de l'Hospice-Asile des vieillards, etc. **Conseil d'hygiène et de médecine usuelle.** 1 vol. in-18 de 216 pages. Paris, 1864.
1 fr. 25

ROBERT (A.). **Des vices congénitaux de conformation des articulations.** Paris, 1851. 1 vol. in-8......................... 2 fr.

ROBERTET. **Essai sur l'encéphalite.** In-8 de 50 pages. Paris, 1865.
1 fr. 50

ROBIN (Ch.). **Les théories des mouvements du cœur**, suivi d'un Mémoire sur les capacités des oreillettes et des ventricules, par le docteur HIFFELSHEIM. In-8 de 36 pages. Paris, 1864.................. 1 fr.

ROBIN-MASSÉ. **Des polypes naso-pharyngiens** au point de vue de leur traitement. Grand in-8 de 92 pages et 6 planches. Paris, 1864... 3 fr.

ROCHARD, médecin adjoint de la prison des Madelonnettes, etc. **Traité des maladies de la peau.** Paris, 1863. 1 vol. in-8.............. 6 fr.

RODET. **De la trichine et de la trichinose.** 2ᵉ édition. Paris, 1866. In-8 de 50 pages et 1 planche............................ 1 fr. 50

ROMMELAERE. **De la pathogénie des symptômes urémiques.** Étude de physiologie pathologique. In-8 de 80 pages avec 2 planches.. 2 fr. 50

RONDEAU. **Des affections oculaires réflexes et de l'ophthalmie sympathique.** In-8 de 132 pages. Paris, 1866................ 2 fr. 50

ROQUES. **De la coqueluche.** Essai de traitement par les émanations des usines à gaz. In-8 de 56 pages. 1866..................... 1 fr. 50

ROTTENSTEIN. **Considérations sur le développement et la conser-**

vation des dents, et quelques mots à propos de leurs maladies et de leur prothèse. Paris, 1864. In-8................................... 2 fr.

ROUBAUD, médecin-inspecteur des eaux minérales de Pougues, etc. **Eaux minérales de Pougues,** troubles de la digestion, maladies des voies urinaires. In-8 de 87 pages. Paris, 1865....................... 2 fr.

ROUBY. **Du traitement des varices et spécialement du procédé par les injections de liqueur iodo-tannique.** In-8 de 121 p. 1867. 2 fr.

ROUDANOVSKY. **Études photographiques sur le système nerveux de l'homme et de quelques animaux supérieurs,** d'après les coupes de tissu nerveux congelé. 1 vol. grand in-8 de texte et atlas in-f° de 21 planches contenant 203 photographies. 1868..................... 250 fr.

— Le texte se vend séparément............................... 3 fr.
— Demi-reliure maroquin de l'atlas in-fol., monté sur onglets...... 10 fr.

ROUET. **Influence du système nerveux sur les phénomènes physico-chimiques de la vie de nutrition.** In-8 de 52 pages. Paris, 1865.
1 fr. 25

ROUSTAN. **Recherches sur l'inoculabilité de la phthisie.** In-8 de 100 pages, avec 2 planches.............................. 2 fr. 50

ROUYER. **Études médicales sur l'ancienne Rome.** Les bains publics de Rome, les magiciennes, les philtres, etc.; l'avortement, les eunuques, l'infibulation, la cosmétique, les parfums, etc. Paris, 1859. 1 vol. in-8. 3 fr. 50

ROUYER. **Des tumeurs de la région palatine** formées par l'hypertrophie des glandes salivaires. In-8 de 24 pages.................... 1 fr.

ROUYER. **Du traitement des kystes de l'ovaire par les injections iodées.** In-8.. 1 fr.

ROUYER. **Études cliniques sur les fongosités de la muqueuse utérine,** et sur leur traitement par l'abrasion et la cautérisation. 1858. Brochure in-4 de 50 pages................................. 1 fr. 50

ROYET. **Considérations sur quelques tumeurs abdominales.** Grand in-8 de 86 pages. Paris, 1864............................. 1 fr. 50

SABATIER. **De l'absorption.** In-8. 1866.................... 3 fr.

SAINT-ANGE BARRIER. **Le tubercule et la phthisie.** In 8. 1868. 1 fr. 50

SALES-GIRONS, médecin-inspecteur des eaux minérales. **Étude médicale sur les eaux minérales de Pierrefonds-les-Bains;** application des eaux sulfureuses pulvérisées au traitement des maladies de la poitrine. Paris, 1864. 1 vol. in-12 de 194 pages, avec figures intercalées dans le texte ... . 2 fr.

SALVA. **Du gaz acide carbonique comme analgésique, et cicatrisation des plaies.** In-8 de 42 pages. Paris, 1860.......... 1 fr. 25

SANDRAS. **Étude sur la digestion et l'alimentation et sur la diathèse urique.** 2e édition. In-8 de 64 pages. Paris, 1865..... 1 fr. 25

SANDRAS. **De l'emploi du fer en thérapeutique,** et en particulier du phosphate de fer du nouveau Codex. 2e édition in-8 de 54 p. 1867. 2 fr.

SANDRAS. **Essai sur les eaux minérales phosphatées-ferrugineuses.** In-8. 1866.. 1 fr.

SAPPEY, professeur d'anatomie à la Faculté de médecine de Paris, etc. **Traité**

d'anatomie descriptive, avec figures intercalées dans le texte. 2e édition entièrement refondue. Tome Ier, **Ostéologie et Arthrologie.** 1 vol. in-8 avec 226 fig. 1867. Prix du tome Ier.................... 12 fr.
Tome II, **Myologie**, 1868. Première partie................. 6 fr.

SAVALLE. **Études sur l'angine de poitrine.** In-8 de 83 pages. Paris, 1864.. 2 fr.

SCHNEIDER, médecin de l'hospice de Thionville. **Préparation à l'exercice de la médecine.** Ouvrage destiné spécialement à initier les jeunes médecins aux réalités de la carrière. 1 vol. in-12 de 216 pages. Paris, 1861.. 2 fr.

SÉMÉRIE. **Des symptômes intellectuels de la folie.** In-8 de 104 pages, 1867... 2 fr.

SENTEX. **Des altérations que subit le fœtus** après sa mort dans la cavité utérine et de leur valeur médico-légale, in-8 de 92 pages, 1868. 2 fr.
Mémoire couronné par l'Académie impériale de médecine de Paris.

SENTOUX. **De la surexcitation intellectuelle dans la folie.** 1 vol. in-8, 1867... 4 fr.

SAINT-VEL, ancien médecin civil à la Martinique. **Traité des maladies intertropicales.** 1 vol. in-8 de 524 pages. Paris, 1868........ 7 fr.

SERÉ (de). **Du relâchement du pylore, son influence sur la digestion de l'estomac en un certain nombre de maladies chroniques.** 2e édition, revue et augmentée. In-8 de 68 pages. Paris, 1865. 1 fr. 50

SICARD. **Essai sur la douleur au point de vue physiologique.** Paris, 1863. In-8 de 38 pages............................... 1 fr. 25

SOLARI. **Maladies de matrice (utérus).** Conseils pratiques sur les moyens de prévenir ces maladies et sur leur traitement. Paris, 1863. Grand in-8 de 71 pages.. 2 fr.

SOLARI. **Choléra de 1865,** sa marche, son mode de transmission, moyens de le faire disparaître ou d'en arrêter la propagation. In-8 de 45 pages. Paris, 1865.. 75 c.

SOLARI. **Traité pratique des maladies vénériennes.** 2e édition. 1 vol. in-12 avec planches coloriées. 1868.......................... 6 fr.

SOTTAS. **De l'influence des déviations vertébrales** sur les fonctions de la respiration et de la circulation. In-8 de 71 p. Paris, 1865. 1 fr. 50

SOULIGOUX. **Du ramollissement des os et des moyens d'y remédier,** précédé d'une lettre du professeur PIORRY. 1 vol. in-12. 1866. 2 fr. 50

SPERINO, professeur d'ophthalmologie à l'Université de Turin, etc. **Études cliniques sur l'évacuation répétée de l'humeur aqueuse dans les maladies de l'œil.** 1862. 1 vol. gr. in-8 de 496 pages.... 6 fr.

SPIESS. **De l'intervention chirurgicale dans la rétention d'urine.** 1 vol. in-8 de 90 pages. Paris, 1866............................ 2 fr.

STOKES, professeur royal de médecine à l'Université de Dublin, etc. **Traité des maladies du cœur et de l'aorte,** ouvrage traduit par le docteur SÉNAC, médecin consultant à Vichy. In-8 de 746 p. Paris, 1864.. 10 fr.

STOUFFLET. **Le Choléra à l'hôpital Lariboisière en 1865,** dans ses rapports avec les autres maladies. In-8 de 188 pages. 1866...... 3 fr.

SUCQUET (J. P.). **Anatomie et physiologie.** Circulation du sang. D'une circulation dérivative dans les membres et dans la tête chez l'homme. Mémoire approuvé par l'Académie impériale de médecine, séance du 18 juin 1861. In-8 et Atlas de 6 pl. in-folio, dessins d'après nature par Lackerbauer. Paris, 1862 .... 8 fr.

SUCQUET (J. P.). **Anatomie et physiologie.** D'une circulation du sang spéciale au rein des animaux vertébrés mammifères, et de la sécrétion des urines qu'elle y produit. In-8 de 52 pages avec 5 planches en chromolithographie. 1867 .... 2 fr. 50

TARNIER. **Mémoire sur l'hygiène des hôpitaux de femmes en couches.** In-8 de 24 pages. 1864 .... 1 fr.

THÉVENIN. **Considérations sur le traitement du bec-de-lièvre compliqué.** Grand in-8 de 80 pages, avec 1 planche. 1866 ...... 2 fr. 50

THIERRY. **Sur l'enseignement et les exercices gymnastiques.** In-8 de 15 pages. 1848 .... 50 c.

THIERRY. **Sur les accidents graves qui peuvent résulter de l'extirpation d'un cor et sur leur traitement.** In-8 .... 50 c.

THIERRY (Émile). **Des maladies puerpérales** observées à l'hôpital Saint-Louis en 1867. Considérations sur leur étiologie. In-8. 1868 ... 2 fr. 50

THOMAS, professeur à l'École de médecine de Tours. **Eléments d'ostéologie descriptive et comparée de l'homme et des animaux domestiques,** à l'usage des étudiants des écoles de médecine humaine et des écoles de médecine vétérinaire. 1 vol. in-8 accompagné d'un atlas de 12 pl. dessinées par Lackerbauer. Paris, 1865 .... 12 fr.

THOMAS (Louis). **Du pneumatocèle du crâne.** In-8 de 89 pages. Paris, 1865 .... 2 fr.

THOMAS (H.). **Des tumeurs des paupières.** In-8 de 78 pages avec une planche. 1866 .... 2 fr. 50

THULIÉ. **Étude sur le délire aigu sans lésion.** 1 vol. gr. in-8 de 124 pages. Paris, 1865 .... 2 fr. 50

TIRMAN. **Recherches sur le traitement de l'étranglement herniaire** et en particulier sur le taxis progressif. Paris, 1863. In-8 de 90 pages. 2 fr. 50

TIXIER. **Considérations sur les accidents à forme rhumatismale de la blennorrhagie.** In-8 de 95 pages. 1866. .... 2 fr.

TOSTIVINT. **Essai sur les résections coxo-fémorales,** etc. 1 vol. in-4. 1868 .... 2 fr. 50

TOURANGIN. **Étude sur le croup ou diphthérie laryngée.** In-4 de 100 pages. 1866.. .... 3 fr. 50

TRASTOUR, professeur adjoint de clinique médicale à l'Ecole de médecine de Nantes. **Du développement imprévu des tubercules et de la phthisie.** In-8 de 95 pages. Nantes, 1864 .... 2 fr.

TRASTOUR. **Nouveau mode de traitement des ulcères des jambes.** In-8 de 32 pages. .... 1 fr.

TRÉLAT, médecin de la Salpêtrière, etc. **La folie lucide, considérée au**

point de vue de la famille et de la société. 1 vol. in-8. Paris,
1861 .... 6 fr.

TRÉLAT, professeur agrégé à la Faculté de médecine de Paris. **De la né-
crose causée par le phosphore.** 1857. In-8 de 120 pages.   2 fr. 50

TRIADOU. **Des grossesses extra-utérines.** 1 vol. in-8 de 131 pages.
Montpellier et Paris, 1866 .... 3 fr. 50

TRIQUET. **Leçons cliniques sur les maladies de l'oreille,** ou Thérapeutique des maladies aiguës et chroniques de l'appareil auditif. 1 vol. in-8
de 439 pages, avec figures dans le texte. Paris, 1866............. 6 fr.

TROUSSEAU, professeur de la Faculté de médecine de Paris, etc. **Confé-
rences sur l'empirisme.** Paris, 1862. In-8 de 58 pages....   1 fr. 50

UNION (L') MÉDICALE. Journal des intérêts scientifiques et pratiques, moraux
et professionnels du corps médical, paraît trois fois par semaine. L'*Union
médicale*, un des journaux les plus répandus en France et à l'étranger, est
à la fois un journal et un livre : un journal par la rapidité et l'actualité de
ses publications ; un livre par l'importance et la valeur de ses travaux, qui
ont pour auteurs le plus grand nombre des célébrités médicales contem-
poraines. Prix de l'abonnement : pour Paris et les départements : 1 an,
32 fr. ; 6 mois, 17 fr. ; et 3 mois 9 fr., pour l'étranger le port en plus.

Nota. — Notre maison est spécialement chargée de recevoir des abonnements à prix
réduit, institués en faveur de MM. les étudiants des Facultés et Écoles de médecine de
France.

VAILHÉ. **De la responsabilité médicale.** In-8. 1868........   50 c.

VALETTE, professeur de clinique chirurgicale à l'école de médecine de
Lyon, etc. **De la méthode à suivre dans l'étude** et l'enseignement de
la clinique, vitalisme et organicisme. In-8 de 99 p. Paris, 1864...   2 fr.

VAN HEURCK, professeur de botanique, etc. **Le microscope,** sa construction, son maniement et son application aux études d'anatomie végétale. 1 vol. in-12 de 108 p. avec 35 fig. dans le texte. Paris, 1865.   3 fr.

VAN HOLSBECK. **Compendium d'électricité médicale.** 1 vol. in-12
de 693 pages et 15 figures dans le texte. Édition augmentée d'un aperçu
des progrès faits en électrothérapie jusqu'à 1868. Paris.........   7 fr.

VAQUEZ. **Chirurgie conservatrice du pied.** Mémoire sur l'amputation
de M. le professeur MALGAIGNE (désarticulation astragalo-calcanéenne, ou
amputation sous-astragalienne des auteurs) ; quelques mots sur l'extirpation du calcanéum (opération de Monteggia). Paris, 1859. 1 vol. in-4 de
179 pages, 2 planches lithographiées et 5 fig. dans le texte.....   3 fr. 50

VAURÉAL. **De l'essai sur l'histoire des ferments ;** de leur rapprochement
avec les miasmes et les virus. 1 vol. gr. in-8 de 194 p. Paris, 1864.   3 fr.

VAURÉAL. **Esquisse des effets physiologiques et thérapeutiques
de l'eau.** In-8 de 18 pages. Paris, 1865........................   1 fr.

VAURÉAL. **Genèse et indications du choléra-morbus épidémique.**
In-18 de 82 pages. 1867.. 1 fr. 50

VAURÉAL. **Aperçu du rôle de l'eau dans la nature.** In-8. 1867.   75 c.

VÉE. **Recherches chimiques et physiologiques sur la fève du Ca-
labar.** In-8 de 34 pages. 1865.................................   1 fr.

VERDIER. Recherches sur l'apoplexie placentaire et les hématomes du placenta. In-8. 1868 . . . . 1 fr. 50

VELPEAU, clinique chirurgicale de la Charité. **Leçons sur le diagnostic et le traitement des maladies chirurgicales,** recueillies et rédigées par A. REGNARD, interne des hôpitaux, revues par le professeur. In-8 de 60 pages. Paris, 1866 . . . . 1 fr. 50

VERLIAC. **Recherches sur le diagnostic des épanchements pleurétiques et les indications de la thoracentèse chez les enfants.** In-8 de 116 pages. Paris, 1865 . . . . 2 fr.

VERNEUIL, professeur à la Faculté de médecine de Paris. **Éloge d'Alph. Robert,** chirurgien honoraire des hôpitaux de Paris, professeur d'anatomie, etc. 1864. In-8 de 96 pages . . . . 2 fr.

VERRIER. **Quelle part doit-on attribuer au traumatisme dans les affections puerpérales.** In-8 de 112 pages. 1866 . . . . 2 fr.

VÉSINE-LARUE (de). **Essai sur l'avortement,** considéré au point de vue du droit criminel, de la médecine légale et de la responsabilité médicale, lorsqu'il est provoqué par le médecin pour le salut de la mère. In-8 de 84 pages. 1867 . . . . 1 fr. 50

VÉSINE-LARUE (de). **Considérations sur l'action des eaux sulfureuses naturelles dans le traitement des paralysies.** In-4 de 99 pages. 1867 . . . . 1 fr. 50

VIALLETTES. **Étude clinique sur les causes et le traitement de la phthisie pulmonaire.** In-4 de 220 pages. 1866 . . . . 3 fr. 50

VIELLE. **Essai sur le rôle social de la médecine.** In-8 de 50 pages. Paris, 1866 . . . . 1 fr. 50

VIGNEAU. **De l'exstrophie de la vessie.** Gr. in-8 de 162 p. et 1 planche. 1867 . . . . 3 fr. 50

VIRCHOW, professeur d'anatomie pathologique à la Faculté de médecine de Berlin, membre correspondant de l'Institut de France. **La syphilis constitutionnelle.** Traduit de l'allemand par le docteur Paul PICARD ; édition revue, corrigée et considérablement augmentée par le professeur. Paris, 1860. 1 vol. in-8, avec fig. dans le texte . . . . 4 fr.

VOELKER. **De l'arthritite blennorrhagique,** in-8 de 151 pages, 1868. 2 fr. 50

VULPIAN, médecin des hôpitaux de Paris, professeur agrégé à la Faculté de médecine. **Des pneumonies secondaires.** 1860. In-8 . . . . 2 fr.

VULPIAN. **Recherches expérimentales relatives aux effets des lésions du 4e ventricule et spécialement à l'influence de ces lésions sur le nerf facial.** In-8 de 68 pages et 12 figures. Paris, 1861 . . . . 2 fr.

WECKER, médecin-oculiste de la maison Eugène-Napoléon, professeur de clinique ophthalmologique, etc. **Traité théorique et pratique des maladies des yeux.** 2e édition, revue, corrigée et augmentée.

1er fascicule. **Maladies de la conjonctive.** 1 vol. in-8 de 216 pages, avec 1 planche. 1867 . . . . 3 fr. 50

2e fascicule. **Maladies de la sclérotique, de la cornée, de l'iris et de la choroïde.** 1 vol. in-8 de 368 pages, avec 25 figures intercalées dans le texte et 3 planches. 1867.... .... 4 fr.

3e fascicule. **Maladies des paupières, de l'orbite et des voies lacrymales.** 1868. Avec 51 fig. dans le texte et 1 planche. 3 fr. 50

4e fascicule. **Maladies du cristallin, maladies du corps vitré, de la rétine et du nerf optique.** 1 vol. in-8 de 426 pages avec 50 fig. intercalées dans le texte et 3 planches 1868.................. 5 fr.

WECKER. **De la conjonctivite purulente, de la diphthérite et de la conjonctivite,** au point de vue du diagnostic différentiel et de la thérapeutique. In-8 de 87 pages. Paris, 1861..................... 1 fr. 25

WECKER. **Des nouveaux procédés opératoires de la cataracte parallèle et critique.** In-8, fig. 1868.......................... 75 c.

WILLIÈME. **Des dyspepsies dites essentielles.** Leur nature et leurs transformations, théories pratiques. 1 vol. in-8 de 620 pages. 1868..... 8 fr.

WINTREBERT. **Des courants continus et de leur action sur l'organisme.** In-8 de 68 pages. 1866........................ 1 fr. 50

YGONIN. **Des obstacles que le col utérin peut apporter à l'accouchement.** In-8 de 127 pages. Paris, 1863...... .... 2 fr.

Sous presse, pour paraître prochainement :

Traité de pathologie interne, par le docteur Jaccoud, professeur agrégé à la Faculté de médecine de Paris, médecin des hôpitaux, etc.; accompagné de tracés thermoscopiques et sphygmographiques.
   Cet ouvrage sera publié par demi volume qui paraîtront tous les six mois.

Traité des maladies puerpérales et des suites de couches, par le docteur Hervieux, médecin de la Maternité de Paris. 1 fort vol. in-8.

La syphilis et le Mal français, de Fracastor ; traduction et annotation par le docteur Alfred Fournier, professeur agrégé à la Faculté de médecine de Paris, médecin des hôpitaux. 1 vol. in-12.

Études cliniques sur la paralysie générale, par le docteur Magnan, médecin de l'asile Sainte-Anne. 1 vol. in-8.

Traité élémentaire de chirurgie, par le docteur Fano, professeur agrégé à la Faculté de médecine de Paris. Le tome premier, 2e partie, accompagné d'un grand nombre de figures dans le texte. 1 vol. in-8.

Leçons cliniques sur les maladies chirurgicales des enfants, par le docteur Giraldès, professeur agrégé à la Faculté de médecine, chirurgien de l'hôpital des Enfants malades. 5e et dernier fascicule.

Traité des opérations des voies urinaires, par le docteur Reliquet ; 2e partie. 1 vol. in-8.

Traité d'anatomie descriptive, par le professeur Sappey. t. II, 2e partie, Myologie, avec un grand nombre de figures dans le texte.

Traité théorique et pratique des maladies des yeux, par le docteur Wecker, médecin-oculiste de la maison Eugène-Napoléon, etc. 2e édition, t. II, 2e fascicule, avec un grand nombre de figures dans le texte.

QUELQUES EXEMPLAIRES DES OUVRAGES SUIVANTS:

ABEILLE MÉDICALE (l'). 1844 à 1858. **Revue hebdomadaire de médecine et de chirurgie pratiques,** etc. 15 vol. in-4, reliés.... 20 fr.

ADELON. **Physiologie de l'homme.** 2e édition. 1831, 4 vol. in-8.. 8 fr.

ANDRAL. **Cours de pathologie interne.** 2e édition. 1848. 3 vol. in-8 reliés. 18 fr.

Annales des sciences physiques et naturelles de Lyon.
    2e série, 1849 à 1854-1855. 1re partie.
      — 1856, ensemble 8 vol. in-8 ; nombreuses planches.. 100 fr.
    3e série, 1857 à 1859 et 1865. 4 vol. in-8............... 60 fr.

Annales médico-psychologiques : Journal de l'anatomie, de la psychologie et de la pathologie du système nerveux, etc. 1843 à 1867. 34 vol. in-8................................. 300 fr.

Annales de la chirurgie française et étrangère, par MM. Bégin, Marchal, Velpeau, Vidal. Paris, 1841 à 1845. 15 vol. in-8, fig. rel... 40 fr.

Archives générales de médecine. Collection complète jusqu'à ce jour, en demi-reliure veau. 125 vol. et table....................... 700 fr.

— La même, demi-basane..................................... 650 fr.

Archives du Muséum d'histoire naturelle de Paris, publiées par les professeurs administrateurs de cet établissement. 3 vol. in-4, avec un grand nombre de planches. 1865 à 1867..................... 100 fr.

Art médical (l'), journal de médecine générale et de la médecine pratique. Paris, 1855-1864. 20 vol. in-8....................... 100 fr.

ASTRUC. **De morbis venereis.** Parisiis, 1740. 2 vol. in-4, reliés.. 8 fr.

BALLONII (G.). **Opera omnia medica.** Venetiis, 1734, 4 tomes en 2 volumes reliés... 15 fr.

BEAUVAIS. **Clinique homœopathique, ou Recueil de toutes les observations pratiques publiées jusqu'à ce jour.** Paris, 1836-1839. 9 vol. in-8.. 45 fr.

BÉRAL. **Nomenclature et classifications pharmaceutiques,** accompagnées d'une nouvelle méthode de formules et d'un grand nombre de formules rédigées d'après cette méthode. In-4, 1830...................... 5 fr.

Bibliothèque choisie de médecine, par PLANQUE. Paris, 1748. 10 vol. in-4, avec pl. reliés.................................. 30 fr.

Biographie médicale par ordre chronologique, d'après Daniel Leclerc, Éloy, etc., mise dans un nouvel ordre, revue et complétée par Baylé et Thillaye. 2 vol. in-8. 1855...................... 6 fr.

Biographie universelle (Michaud) ancienne et moderne. Nouvelle édition, ouvrage rédigé par une Société de gens de lettres et de savants. 45 vol. grand in-8. 1842 à 1865..................... 350 fr.

BORSIERII. Editio nova, curante HECKER. Berolini, 1828, 4 vol. in-8, rel... 20 fr.

BOUCHARDAT. **Archives de physiologie, de thérapeutique et d'hygiène.** Paris, 1854, 2 vol. in-8.......................... 4 fr.

BOURGERY. **Traité complet de l'anatomie de l'homme,** comprenant la
médecine opératoire, dessiné d'après nature par Jacob, 1830-1855. 8 vol.
in-folio, demi-reliure chagrin, fig. col. . . . . 750 fr.
— Le même, relié en 14 vol., demi-reliure, fig. col. . . . . 800 fr.
— Le même, relié en 8 vol., demi-reliure, fig. noires. . . . . 500 fr.
— Le même. **La médecine opératoire.** 2 vol. en feuilles, fig. col. 250 fr.

BOYER. **Traité des maladies chirurgicales.** 11 vol., demi-rel. chagrin.
2e édition. . . . . 25 fr.
— Le même, 4e édition, demi-reliure chagrin. . . . . 40 fr.

Bulletin général de thérapeutique médicale et chirurgicale. Paris,
1831-1866, 69 vol. in-8 . . . . 150 fr.

Bulletin de l'Académie impériale de médecine, publié par les soins de
la Commission de publication de l'Académie. 1836 à 1866. 32 volumes
reliés. . . . . 130 fr.

**Bulletin universel des sciences et de l'industrie, sous la direction
de Férussac.** Paris, 1823 à 1831. 1re section, sciences médicales. 27 vol.
in-8 reliés. . . . . 25 fr.

Bulletin de la Société homœopathique de Paris. 1845 à avril 1850.
8 vol. in-8 reliés. . . . . 50 fr.

BURNS. **Traité des accouchements, des maladies des femmes et
des enfants.** 1 vol. in-8. . . . . 5 fr.

CABANIS. **Œuvres complètes,** accompagnées d'une notice sur sa vie et ses
ouvrages. Paris, 1825. 5 vol. in-8 . . . . 10 fr.

CLOQUET (Jules). **Anatomie de l'homme,** ou Description et figures lithographiées de toutes les parties du corps humain. 5 vol. grand in-folio reliés
en 2 vol., demi-chagrin. . . . . 120 fr.

Collection anatomique, concernant la médecine, l'anatomie, etc.,
par Berryat, etc. 29 vol. in-4 reliés. 1754 à 1779 . . . . 50 fr.

Comptes rendus de la Société médicale de Lyon. 1861 à 1867. 6 vol.
in-8. . . . . 20 fr.

COOPER (Astley). **Œuvres chirurgicales,** trad. de l'anglais, avec des notes
par E. Chassaignac et O. Richelot. Paris, 1837. In-8 . . . . 5 fr.

COOPER (S.). **Dictionnaire de chirurgie pratique.** Paris, 1862. 2 vol.
in-8, demi-reliure. . . . . 12 fr.
Le même, demi-basane. . . . . 8 fr.

CUVIER (Georges). **Le règne animal.** 10 vol. de texte et 10 atlas montés sur
onglets; ensemble 20 vol., dos et coins en maroquin, tranche supérieure
dorée. . . . . 800 fr.

CUVIER (G.). **Leçons d'anatomie comparée,** publiées par Duméril, Lau-
rillard et Duvernoy. 2e édition. Paris, 1835-45. 9 vol. in-8 . . . . . . 45 fr.

DALECHAMPS. **Histoire générale des plantes.** Lyon, 1615. 2 vol. in-
folio, reliés. . . . . 15 fr.

DELPECH. **Chirurgie clinique de Montpellier.** 1823 à 1828. 2 vol. in-4, figures ...... 20 fr.
— **Précis élémentaire des maladies réputées chirurgicales.** Paris, 1816. 3 vol. in-8, reliés ...... 18 fr.
DEVERGIE (N.). **Clinique de la maladie syphilitique,** enrichie d'observations communiquées par Cullerier, oncle et neveu, etc. 2 vol. in-4 dont un de 126 planches coloriées. Demi-reliure ...... 50 fr.
Dictionnaire des sciences médicales. 60 vol ...... 50 fr.
— Le même, demi-reliure basane ...... 80 fr.
Dictionnaire de médecine et de chirurgie pratiques. 1829 à 1836. 15 vol. in-8, reliés, demi-veau ...... 50 fr.
Dictionnaire de médecine, ou Répertoire général des sciences médicales. 30 vol. in-8, demi-reliure chagrin ...... 90 fr.
— Le même, broché ...... 70 fr.
Dictionnaire de l'industrie manufacturière, commerciale et agricole, par M. BAUDRIMONT, etc. 1836-1841, 10 vol. in-8 ...... 20 fr.
Dictionnaire pittoresque d'histoire naturelle et des phénomènes de la nature. Rédigé par une Société de naturalistes, sous la direction de F. E. GUÉRIN. 9 vol. in-4, reliés en 11, avec 720 planches noires. 45 fr.
DUCHESNE (E.). **De la prostitution dans la ville d'Alger** depuis la conquête. Paris, 1853. 1 vol. in-8 ...... 2 fr.
DUMAS (J. B.). **Traité de chimie appliquée aux arts.** Paris, 1828, 1846, 8 vol. in-8 et atlas in-4, broch ...... 90 fr.
ÉLOY. **Dictionnaire historique de la médecine ancienne et moderne.** 1771, 4 vol. in-4, reliés ...... 15 fr.
Encyclopédie des sciences médicales, publiée sous la direction de M. Bayle. 40 volumes in-8 et table générale ...... 50 fr.
Encyclopédie moderne, Dictionnaire abrégé des sciences et des arts, ouvrage accompagné de plus de 400 planches gravées sur acier. 3e édition. 27 vol. in-8 de texte et 3 vol. d'atlas ...... 70 fr.
— Complément de l'**Encyclopédie moderne, dictionnaire abrégé des sciences,** etc. 12 vol. in-8 de texte et 2 vol. de pl. 1846 à 1851. 40 fr.
ETTMULLER. **Opera medica theorica-pratica.** 1736, 4 vol. in-fol. rel ...... 20 fr.
FLEURY (H.). **Le Progrès,** journal des sciences et de la profession médicale, annales de l'hydrothérapie rationnelle. Paris, 1858-1860. 5 vol. grand in-8, reliés ...... 25 fr.
FODÉRÉ (E.). **Traité de médecine légale et d'hygiène publique.** Paris, 1813, 6 vol. in-8, demi-reliure veau ...... 12 fr.
FRANCK (P.-J.). **Traité de médecine pratique,** traduit du latin par GOUDAREAU, docteur en médecine, etc. 2e édition. Paris, 1842. 2 vol. grand in-8, rel ...... 20 fr.
GALENI. **Operum.** Lugduni, 1550. 4 vol. in-folio, rel ...... 40 fr.
GALL. **Sur les fonctions du cerveau.** Paris, 1825. 6 vol. in-8, cartonnés ...... 30 fr.
GALL. **Recherches sur le système nerveux en général, et sur celui du cerveau en particulier.** Paris, 1809. In-4, fig., relié ...... 5 fr.

GAMELIN. **Nouveau recueil d'ostéologie et de myologie,** dessiné d'après nature pour l'utilité des sciences et des arts. Toulouse, 1779. 2 part. in-8° avec 100 planches...................................... 15 fr.

Gazette hebdomadaire de médecine et de chirurgie de Paris, dirigée par le docteur A. Dechambre. Paris, 1854-1868. 15 vol. in-4, demi-reliure chagrin.................................... 200 fr.

Gazette médicale de Paris, dirigée par le docteur Jules Guérin. Paris, 1830 à 1867. 38 vol. in-4 reliés... .... 200 fr.

GEOFFROY. **Histoire abrégée des insectes.** 1800, 2 vol. in-4. avec planches................................ 20 fr.

GRISOLLE. **Traité élémentaire et pratique de pathologie interne.** 7e édit. Paris, 1857. 2 vol. in-8...................... 10 fr.

HALLER (A.). **Elementa physiologiæ corporis humani.** Lausanne, 1757. 9 vol. in-4, veau.................................. 40 fr.
— Le même, basane.................................. 30 fr.

HALLER (A.). **Disputationes ad morborum historiam et curationem facientes.** Lausanne, 1757-1766. 7 vol. in-4, rel. fig......... 25 fr.

HALLER (A.). **Bibliotheca anatomicæ.** Zurich, 1774. 2 vol. in-4. 15 fr.

HALLER. **Bibliotheca de medicinæ praticæ.** Basileæ. 1779-1788. 4 vol. in-4 rel...................................... 12 fr.

HALLER. **Bibliotheca de chirurgica.** Berne, 1774. 2 vol. in-4 rel. 10 fr.

HALLER. **Opera minora.** Lausanne, 1762-1768. 3 vol. in-4 brochés. 12 fr.

HALLER. **Artis medice principes,** Edente A. Haller. 11 vol. in-8 brochés................................ 15 fr.
— Le même, relié.................................. 20 fr.

HEISTER (L.). **Institutiones chirurgicæ.** 2 vol. in-4, rel........ 6 fr.

HIPPOCRATES. **Opera omnia,** edente Foësio, grec et latin. 1862, rel. 15 fr.
— Le même, edente Cornarius, in-fol. relié.................. 10 fr.

HOFFMANNI (F.). **Opera omnia physico-medica.** Denuo revisa, correcta et aucta cum supplemento. Genevæ, 1748-1753. Onze tomes en 4 vol. in-folio, rel. veau................................. 40 fr.

HUSSON. **Statistique médicale des hôpitaux de Paris.** 2 vol. in-4. 1867...................................... 20 fr.

JOBERT (de Lamballe). **Traité de chirurgie plastique.** 1849. 2 vol. in-8 et atlas de 18 planches in-folio, gravées et coloriées.......... 40 fr.

Journal de médecine, de chirurgie et de pharmacie, rédigé par Bacuer Vandermonde et Roux. Paris, 1754-1793. 95 vol. in-12, reliés, et table in-4.................................... 70 fr.

Journal (nouveau) de médecine, chirurgie et pharmacie, par Béclard, Chomel, Cloquet, Magendie, Orfila et Rostan. Paris, 1818 à 1828. 15 vol. in-8, reliés.................................... 30 fr.

Journal des connaissances médico-chirurgicales, ou Revue de thérapeutique médico-chirurgicale, publié par MM. J. Lebaudy, H. Gouraud, Trousseau et Martin-Lauzer. Paris, 1833 à 1857. 24 vol. gr. in-8. 50 fr.

Journal des progrès des sciences et institutions médicales en Europe, en Amérique, etc. Paris, 1827 à 1830. 21 vol. in-8, rel....   30 fr.

Journal hebdomadaire de médecine, par MM. ANDRAL, BLANDIN, etc. Paris, 1828-1830. 8 vol. in-8, reliés........................   15 fr.

Journal de la Société gallicane homœopathique. 1re série, 1850 à 1859. 8 vol. in-8..........................   60 fr.
2e série, 1857 à 1859. 4 vol. in-8.....................   40 fr.

LAMARK et DE CANDOLLE. **Flore française.** 6 vol. in-8, demi-rel. basane..   40 fr.

LARTIGUE (A.). **Encyclographie médicale,** ou Résumé analytique complet de tous les journaux de médecine et de pharmacie publiés en France. Paris, 1842 à 1846. 8 vol. in-8, cart.........................   10 fr.

LEPECQ DE LA CLOTURE. **Collection d'observations sur les maladies et les constitutions épidémiques.** Paris-Rouen, 1776-1778. 3 vol. in-4, reliés.........................   40 fr.

LISFRANC. **Clinique chirurgicale de l'hôpital de la Pitié.** Paris, 1841--1843. 3 vol. in-8.........................   10 fr.

LORDAT. **Traité des hémorrhagies.** 1 vol. in-8. 1808, rel.....   8 fr.
— Du même. **Leçons de physiologie,** ou de la perpétuité de la médecine ou de l'identité des principes fondamentaux de cette science, depuis son établissement jusqu'à présent. 1 vol. in-8. 1837.............   5 fr.

MALGAIGNE. **Journal de médecine et de chirurgie, et Revue médico-chirurgicale.** Paris, 1843-1855. 26 vol. in-8..............   50 fr.

MALGAIGNE. **Journal de chirurgie.** 4 vol. grand in-8. Paris, 1843-1846.........................   10 fr.

MANDL. **Anatomie microscopique.** Paris, 1838 à 1857. 2 volumes in-folio.........................   200 fr.

MECKEL. **Manuel d'anatomie générale, descriptive et pathologique.** 1825, 3 vol. in-8.........................   10 fr.

Mémoires et prix de l'Académie royale de médecine. Paris, 1747. 1797. 10 vol. in-4, rel., fig.........................   40 fr.

Mémoires de l'Académie royale de chirurgie, précédés d'une analyse par M. le professeur MARJOLIN, et suivis de trois mémoires inédits. 3 vol. in-8.........................   6 fr.

Mémoires de l'Académie impériale de médecine de Paris. Paris, 1828-1862. 25 vol. in-4, avec planches, reliés..............   150 fr.

Mémoires de l'Académie royale de chirurgie. Paris, 1781. 15 vol. in-12, reliés.........................   10 fr.

Mémoires de la Société royale des sciences, lettres et arts de Nancy. 1845 à 1863. 22 vol. in-8.........................   40 fr.

Mémoires de l'Académie impériale des sciences de Toulouse.
4e série, années 55 et 56, tomes 5 et 6.
5e —, années 57 à 61   6   vol. } 13 vol. in-8......   25 fr.
6e —, années 62 à 66   5   vol.

Mémoires de la Société médicale d'observation de Paris. Paris, 1837 à 1856. 3 vol. in-8.................................... 15 fr.

Mémoires de la Société médicale d'émulation. Paris, 1798-1826. 9 vol. in-8, reliés...................................... 20 fr.

MONNERET et FLEURY. **Compendium de médecine pratique.** 8 vol., demi-reliure chagrin...................................... 90 fr.
— Le même, broché...................................... 70 fr.

PARISEL. **L'Année pharmaceutique.** 4ᵉ année, 1863, Paris, 1864. 1 vol. gr. in-8....................................... 1 fr. 50

PLOUCQUET. **Litteratura medica,** sive Repertorium medicæ practicæ, chirurgicæ, atque rei obstetricæ, cum supplemento. Tubingæ, 1808-1813, 5 vol. in-4, reliés........................... 40 fr.

POMET. **Histoire générale des drogues simples et composées.** Paris, 1735. 2 vol. in-4, reliés........................... 6 fr.

Précis analytique des travaux de l'Académie impériale des sciences de Rouen. 1847, 48, 50, 52 à 55, 57 à 63. 14 vol. in-8...... 30 fr.

RAYER. **Traité des maladies des reins et des altérations de la sécrétion urinaire,** etc. 1839 à 1841. 3 vol. in-8, et atlas in-folio de 60 planches coloriées, rel..................... 150 fr.

Revue médicale française et étrangère. Paris, 1820 à 1865. 154 vol. in-8, reliés...................................... 200 fr.

RICHERAND (le baron). **Nouveaux éléments de physiologie,** 10ᵉ édit., revue et augmentée par l'auteur et par le professeur BÉRARD aîné. Paris, 1833. 3 vol. in-8...................................... 6 fr.

RICORD. **Clinique iconographique de l'hôpital des Vénériens,** recueil d'observations suivies de considérations pratiques sur les maladies qui ont été traitées dans cet hôpital. 1861. 1 vol. grand in-4, figures coloriées, demi-reliure...................................... 100 fr.

RISSO. **Histoire naturelle des principales productions de l'Europe, et principalement de celles des environs de Nice et des Alpes-Maritimes.** Paris, 1826. 5 vol. in-8, figures noires........ 30 fr.

ROQUES. **Phytographie médicale, histoire des substances héroïques et des poisons tirés du règne végétal,** où l'on expose leurs caractères distinctifs, leur action sur l'homme et sur les animaux ; leurs propriétés, leurs usages thérapeutiques, avec planches coloriées. 2 vol. in-4, demi-reliure en veau...................................... 20 fr.

SAPPEY (P. H. C.), chef des travaux anatomiques, directeur des musées, et professeur agrégé à la Faculté de médecine de Paris, etc. **Traité d'anatomie descriptive.** 3 vol. in-12, rel., avec de nombreuses figures dans le texte (ouvrage complet)...................................... 35 fr.

SAUVAGES. **Nosologiæ methodica sistens morborum classes,** 1768, 2 vol. in-4, rel...................................... 6 fr.

SENNERT (D.). **Opera medica.** Paris, 1641. Six tomes, rel. en 3 vol. in-folio...................................... 15 fr.

SICHEL. **Traité de l'ophthalmie, de la cataracte et de l'amaurose.** 1837, 1 vol. in-8...................................... 8 fr.

SPRENGEL. **Histoire de la médecine depuis son origine jusqu'au XIXe siècle, avec l'histoire des principales opérations chirurgicales,** traduite de l'allemand par Jourdan. Paris, 1815 à 1820. 9 vol. in-8 brochés.. 40 fr.
— Le même, relié en veau plein............................ 50 fr.
— Le même, cartonné...................................... 35 fr.
SPRENGEL. **Institutiones medicæ.** Amstelodami, 1809. 9 vol. in-8, brochés... 15 fr.
STAHL. **Œuvres médico-philosophiques et pratiques,** traduites et commentées par le docteur Blondin, augmentées d'arguments et de réflexions philosophiques, et traduites par le professeur Boyer. Prix de chaque volume.. 7 fr. 50
STRAUSS DURCKEIM. **Anatomie descriptive et comparative du chat,** types des mammifères en général et des carnivores en particulier, 1846. 2 vol. in-4, et atlas de 24 planches...................... 40 fr.
TARDIEU (A.). **Dictionnaire d'hygiène publique et de salubrité,** etc. Paris, 1852-1854. 3 vol. grand in-8, reliés.................. 20 fr.
— Le même, broché...................................... 12 fr.
TEMMINCK. **Manuel d'ornithologie, ou Tableau symétrique des oiseaux qui se trouvent en Europe.** 2e édition. 1840. 4 volumes brochés... 35 fr.
TODD. **The Cyclopedia of Anatomy and physiology.** 6 vol. grand in-8 cartonné.. 120 fr.
TOURNEFORT. **Institutiones rei herboriæ.** Paris, 1719. 3 vol. in-4, rel... 10 fr.
Union médicale (L'). Journal des intérêts scientifiques et pratiques, moraux et professionnels du corps médical ; rédigé par MM. LATOUR et RICHELOT. 1re série. Paris, 1847-1858. 12 vol. in-folio. 2e série, 1859-1865. 28 vol. grand in-8.. 150 fr.
VALLEIX. **Guide du médecin praticien.** 3e édit. Paris, 1853. 5 vol. in-8... 20 fr.
VAN SWIETEN. **Commentaria in herm. Boerhaavii Aphorismos.** 1769, 5 vol. in-4, rel... 15 fr.
VICQ D'AZYR. **Traité d'anatomie et de physiologie du cerveau.** Paris, 1786, gr. in-fol., avec 35 planches coloriées, demi-rel.......... 35 fr.
VOISIN. **Analyse de l'entendement humain. Quelles sont ses facultés? Quel en est le nom, quel en est le nombre, quel en doit être l'emploi?** suivi d'un mémoire sur l'abolition de la peine de mort. 1 vol. grand in-8. 1858....................................... 5 fr.
WORTHEN. **Geological survey of Illinois.** Vol. 1er, Geology, avec planches. 1866.. 25 fr.
ZIMMERMANN. **Traité de l'expérience en général, et en particulier dans l'art de guérir,** par LEFEBVRE DE V.... 3 vol. in-8. Montpellier, 1818.. 3 fr.

Paris. — Imprimerie de E. MARTINET, rue Mignon, 2.

NOUVELLES PUBLICATIONS CHEZ LE MÊME

Leçons cliniques sur les maladies du cœur professées à l'Hôtel-Dieu de Paris par J. BUCQUOY, professeur agrégé à la Faculté de médecine de Paris, etc., 2ᵉ édit. revue et augmentée. 1 vol. in-8 de 170 pages avec figures dans le texte.

Le volume cartonné en toile.................................. 4 fr.

Leçons de clinique médicale, faites à l'hôpital de la Charité par le docteur JACCOUD, 2ᵉ édition ; ouvrage accompagné de 29 figures noires et 11 planches en chromolithographie. 1 fort vol. in-8 de 880 pages, avec un joli cartonnage en toile....................................... 16 fr.

Manuel de pathologie et de clinique chirurgicales, par le docteur FORT, ancien interne des hôpitaux, professeur libre d'anatomie, avec la collaboration de MM. les docteurs Georges CAMUSET et Emile MENIÈRE. 1 vol. in-12 de 950 pages, avec 135 figures intercalées dans le texte. Prix...................... 12 fr.

Avec joli cartonnage en toile...................... 13 fr.

Traité élémentaire de chirurgie, par le docteur FANO, professeur agrégé à la Faculté de médecine de Paris, ouvrage accompagné d'un grand nombre de figures intercalées dans le texte. L'ouvrage sera complet en 2 forts volumes in-8. Prix du tome Iᵉʳ, 1 vol. de 1000 pages...................... 13 fr.

Traité du diagnostic des maladies chirurgicales, par Em. FOUCHER, professeur agrégé à la Faculté de médecine de Paris, chirurgien de l'hôpital Saint-Antoine, etc., avec Appendice et Traité des tumeurs, par A. DESPRÉS, professeur agrégé à la Faculté de médecine de Paris, chirurgien des hôpitaux, etc. 1 vol. in-8 de 1162 pages et 57 figures intercalées dans le texte, avec un joli cartonnage en toile........ 18 fr.

Leçons cliniques sur les maladies des vieillards et les maladies chroniques, par le docteur CHARCOT, professeur agrégé à la Faculté de médecine de Paris, médecin de l'hospice de la Salpêtrière ; recueillies et publiées par les docteurs BALL et BOUCHARD, revues par le professeur. Cet ouvrage se publie par fascicules, avec figures dans le texte et planches en chromolithographie ; les huit premiers fascicules sont en vente. Prix .... 9 fr.

Leçons cliniques sur les maladies chirurgicales des enfants, par le docteur GIRALDÈS, professeur agrégé à la Faculté de médecine de Paris, chirurgien de l'hôpital des Enfants malades, etc., recueillies et publiées par MM. BOURNEVILLE et BOURGEOIS, revues par le professeur. Ouvrage accompagné de nombreuses figures dans le texte. 1 fort vol. in-8, cart. en toile.................................. 14 fr

Traité de l'immobilisation directe des fragments osseux dans les fractures, par le docteur Bérenger FÉRAUD, médecin principal de la marine impériale, etc. 1 vol. in-8 de 768 pages, avec 102 figures dans le texte........ 10 fr.

PARIS. — IMPRIMERIE DE E. MARTINET, RUE MIGNON, 2.